新发呼吸道传染病流行期
重点场所防护与消毒技术指南

中国疾病预防控制中心环境与健康相关产品安全所　组织编写

施小明　王　林　姚孝元　张流波　主审

潘力军　沈　瑾　主编

人民卫生出版社

图书在版编目（CIP）数据

新发呼吸道传染病流行期重点场所防护与消毒技术指南／中国疾病预防控制中心环境与健康相关产品安全所组织编写． — 北京：人民卫生出版社，2020

ISBN 978-7-117-30112-1

Ⅰ．①新…　Ⅱ．①中…　Ⅲ．①呼吸道感染–传染病防治–消毒–指南　Ⅳ．①R183.3-62

中国版本图书馆 CIP 数据核字（2020）第 097862 号

人卫智网	www.ipmph.com	医学教育、学术、考试、健康，购书智慧智能综合服务平台
人卫官网	www.pmph.com	人卫官方资讯发布平台

新发呼吸道传染病流行期
重点场所防护与消毒技术指南

主　　编：潘力军　沈　瑾
出版发行：人民卫生出版社（中继线 010-59780011）
地　　址：北京市朝阳区潘家园南里 19 号
邮　　编：100021
E - mail：pmph @ pmph.com
购书热线：010-59787592　010-59787584　010-65264830
印　　刷：三河市潮河印业有限公司
经　　销：新华书店
开　　本：710×1000　1/16　印张：10
字　　数：158 千字
版　　次：2020 年 5 月第 1 版　2020 年 5 月第 1 版第 1 次印刷
标准书号：ISBN 978-7-117-30112-1
定　　价：35.00 元

打击盗版举报电话：010-59787491　E-mail：WQ @ pmph.com
质量问题联系电话：010-59787234　E-mail：zhiliang @ pmph.com

《新发呼吸道传染病流行期重点场所防护与消毒技术指南》
编写委员会

编委会主任　施小明　王　林

编委会副主任　徐东群　姚孝元　张流波

主　　　编　潘力军　沈　瑾

编　　　委（按姓氏笔画排序）：

王　姣　王先良　王妍彦　王佳奇　叶　丹

朱亭亭　刘　航　闫　旭　孙惠惠　李　炎

李　莉　李　涛　应　波　张　剑　张宇晶

张宝莹　赵康峰　段弘扬　梁　辰

前　　言

自 2019 年底发生第一例不明原因肺炎病例以来,新型冠状病毒肺炎(简称新冠肺炎)疫情经历了局部暴发、社区传播和大范围传播三个阶段。2020年 3 月 11 日,世界卫生组织宣布新冠肺炎疫情为全球大流行。

新发呼吸道传染病时有发生,除此次新冠肺炎外,近些年来,严重急性呼吸窘迫综合征(severe acute respiratory syndrome,SARS)、甲型 H1N1 流感、甲型 H7N9 流感和中东呼吸综合征(Middle East respiratory syndrome,MERS)等,对全球传染性疾病防控提出了新的挑战。为应对本次新冠肺炎疫情,中国疾病预防控制中心成立了重点场所防护与消毒技术工作组,该工作组从个人防护、消毒和环境卫生等角度制定了相关技术方案和指南,针对传染病流行的三个环节(传染源、传播途径和易感人群),通过实施消毒、环境卫生和个人防护措施,达到切断传播途径、保护易感人群的目的。

《新发呼吸道传染病流行期重点场所防护与消毒技术指南》对重点场所的清洁消毒、个人防护、环境与设施卫生管理、应急处置等方面提出了技术要求。该技术指南的发布将会规范重点场所防护和消毒流程、树立正确的防护和消毒意识、采取有效的防护和消毒措施、降低消毒不充分或过度引起的健康风险,为重点场所卫生管理、科学消毒和人群防护等提供有价值的参考和依据,为新发呼吸道传染病的应对和保证正常的社会生活秩序提供技术保障。

本指南包括二十七章内容,第一章至第十章主要对社区和居家、商场和超市、农集贸市场、餐饮单位(含单位食堂)、会议定点宾馆、企事业单位、学校教育机构、客运场站和公共交通工具、建筑工地、养老机构等物资储备、环境清洁消毒、个人防护等提出卫生防护与消毒技术要求。第十一章至第十五章对监狱、福利院、医疗机构、轻症患者隔离治疗点、疑似患者隔离治疗点和密切接触者隔离点以及特殊场所的终末消毒从物资储备、清洁消毒、污废水处理、垃圾收集与处理、疫情应对等提出卫生防护与消毒技术要求。第十六章对办公场所和公共场所重要设备和设施空调通风系统的运行管理提出了技术要求。第十七章至第二十五章对特殊人群、医护人员和疾控人员、警察、口岸入境人员、教师和学生、企业、事业单位、服务业人员和务工人员共 22 类人群的个体防护、清洁消毒和卫生行为提出了技术要求。第二十六章至第二十七章对手卫生和口罩选型与佩戴提出了技术要求。

本指南的出版将有利于规范新发呼吸道传染病疫情期间重点场所防护与消毒所采取的技术措施,提升人群的个人防护能力,也将有利于提高重点场所消毒与防护的应急处置能力,同时对未来我国应对相关的新发呼吸道疾病具有重要的参考价值。

在本书即将出版之际,我们衷心感谢参与本书编写和审阅的各位专家。由于编写时间仓促,书中内容不当和错误之处在所难免,敬请各位读者批评指正。

中国疾病预防控制中心环境与健康相关产品安全所

潘力军　沈　瑾

2020 年 4 月

目　　录

第一章　社区和居家卫生防护与消毒 …………………………… 1

第二章　商场和超市卫生防护与消毒 …………………………… 6

第三章　农(集)贸市场卫生防护与消毒 ………………………… 10

第四章　餐饮单位(含单位食堂)卫生防护与消毒 ……………… 14

第五章　会议定点宾馆卫生防护与消毒 ………………………… 18

第六章　企事业单位卫生防护与消毒 …………………………… 23

第七章　学校等教育机构卫生防护与消毒 ……………………… 27

第八章　客运场站和公共交通运输工具防护与消毒 …………… 34
　第一节　客运场站卫生防护与消毒 …………………………… 34
　第二节　公共交通运输工具防护与消毒 ……………………… 37

第九章　建筑工地卫生防护与消毒 ……………………………… 43

第十章　养老机构卫生防护与消毒 ……………………………… 48

第十一章　监狱卫生防护与消毒 ………………………………… 52

第十二章　福利院卫生防护与消毒 ……………………………… 58

第十三章　医疗机构消毒技术 …………………………………… 62

第十四章　临时特殊场所卫生防护与消毒 ……………………… 68
　第一节　轻症患者隔离治疗点 ………………………………… 68
　第二节　疑似患者隔离治疗点 ………………………………… 71

第三节 密切接触者隔离点 ·············· 75

第十五章 特殊场所终末消毒技术 ·············· 80

第十六章 办公场所和公共场所空调通风系统运行管理 ·············· 89

第十七章 特殊人群个人防护 ·············· 92
第一节 老年人个人防护 ·············· 92
第二节 儿童个人防护 ·············· 94
第三节 孕妇个人防护 ·············· 96
第四节 伤残人士个人防护 ·············· 98

第十八章 医护人员与疾控人员的个人防护 ·············· 101
第一节 医护人员个人防护 ·············· 101
第二节 疾控人员个人防护 ·············· 106
第三节 其他特定人群个人防护 ·············· 109

第十九章 警察个人防护 ·············· 112

第二十章 口岸入境人员 ·············· 114

第二十一章 教师、学生个人防护 ·············· 117
第一节 教师个人防护 ·············· 117
第二节 学生个人防护 ·············· 119

第二十二章 企业人员个人防护 ·············· 122

第二十三章 事业单位人员个人防护 ·············· 124

第二十四章 服务业人员个人防护 ·············· 126
第一节 保洁员个人防护 ·············· 126
第二节 服务员个人防护 ·············· 127
第三节 快递员个人防护 ·············· 129
第四节 厨师个人防护 ·············· 130
第五节 司机个人防护 ·············· 132
第六节 水、电、煤气工作人员个人防护 ·············· 133

第七节　保安个人防护 ……………………………………… 135

第八节　环卫工人个人防护 ………………………………… 136

第二十五章　务工人员个人防护 ………………………… 139

第二十六章　手卫生技术指南 …………………………… 142

第二十七章　口罩使用技术指南 ………………………… 144

第一章 ●●●

社区和居家卫生防护与消毒

社区是指聚居在一定地域范围内的人们所组成的社会生活共同体。目前城市社区的范围,一般是指经过社区体制改革后做了规模调整的居民委员会辖区,主要包括城市的街道办、小区等人群聚集的生活区;乡镇社区包括乡镇人民政府所辖的各种居民区、自然村等。

新发呼吸道传染病流行期间,"早发现、早报告、早隔离、早治疗"是有效的防控措施之一。社区和家庭是疫情防控的重要单元。发生传染病疫情时,街道、乡镇以及居民委员会、村民委员会应当组织力量,协助卫生行政主管部门和其他有关部门、医疗卫生机构做好疫情信息的收集和报告、人员的分散隔离、公共卫生措施的落实工作,向居民、村民宣传传染病防控的相关知识。

一、原则要求

1. 落实属地、部门、单位、个人"四方责任"。实施网格化、地毯式管理,责任落实到人,指导做好辖区内人员往来摸排和健康监测登记工作,尽早发现可疑病例。

2. 推进联防联控机制,及时排查来自疫情高风险地区人员,快速追踪密切接触者;做好环境卫生治理及健康宣教,提高社区居民防范认识。

3. 未发现病例的社区实施"外防输入"的策略,重点地区和高风险地区返回人员应当立即登记,居家或集中隔离一个最长潜伏期,如新冠肺炎流行期间居家或集中隔离 14 天。

4. 出现病例或暴发疫情的社区采取"内防扩散、外防输出"的策略,做好病例家庭、楼栋单元、单位办公室、会议室等疫点的消毒,以及公共场所的清洁消毒。

5. 出现疫情传播的社区采取"内防蔓延、外防输出"的策略,对划为疫区的社区,必要时可采取封锁措施,限制人员进出,临时征用房屋、交通工具等。公共浴池、影院、网吧等公共场所应按照《中华人民共和国传染病防治法》《突发公共卫生事件管理条例》和当地相关管理规定进行处理,必要时停工、停业。

6. 提供居民健康指导,为老年人、儿童、慢性病患者等特殊人群,提供24小时电话咨询或线上咨询服务。为独居或行动不便者,提供必要的上门医疗服务。

二、社区管理

1. 加强宣传 在社区门口、楼梯口等处张贴告示,提醒居民加强通风、勤洗手、外出注意佩戴口罩等,也可通过短信、社区公众号等进行宣传。

2. 加强出入管理 社区居民和车辆以家庭为单位核发出入证明,凭证进入社区。外卖、快递人员暂停小区内派送服务,可在社区门口交接或使用快递柜。

3. 体温测量 在社区门口安排专人,对每位进入社区的人员进行体温测量,体温正常方可进入。

4. 避免人员聚集 尽量避免组织聚集性群体活动。社区内非必需的室内公共活动区域(例如社区活动室、会所等)应暂时停用。

5. 配置洗手设施 确保社区公共卫生间内洗手设施运行正常,配备洗手液(或肥皂)或速干手消毒剂。有条件的城市社区可配备感应式手消毒设施。

6. 电梯间的管理 避免直接接触按钮。可在电梯间放置清洁纸巾,方便社区居民在乘坐电梯时取用。

三、环境卫生要求

1. 加强室内通风 社区室内公共活动区域应加强通风换气,保持室

内空气流通,首选自然通风,尽可能打开门窗通风换气,也可采用机械
排风。

2. 开展环境卫生整治　社区应组织开展以防治疫情为主的公共环境卫生整治活动,切实做到社区环境卫生整洁有序,无垃圾堆积,无污水溢流,无卫生死角等。对社区内积存垃圾的暗沟、角落等要及时组织清理。

3. 实施垃圾分类清理

(1)普通居民按照生活垃圾分类要求,把生活垃圾送至社区统一的垃圾站(点)。

(2)若社区内有居家隔离留观人员,应设置套有塑料袋并加盖的专用垃圾桶。用过的纸巾、口罩等放置到专用垃圾桶内,每天清理。

4. 统一处置废弃口罩　在各垃圾收集点设立带盖专用垃圾桶,专门用于收集废弃口罩等废弃物。居民应将废弃口罩用垃圾袋封闭后,丢入专用垃圾桶。环卫部门负责统一封袋收运并按照要求处理。严禁任何人违法收集废弃口罩。

四、清洁消毒

1. 公共区域　每日对社区内垃圾桶、垃圾站、楼道、楼梯、电梯(按钮)、公共活动室等进行消毒,并做好记录。

2. 物体表面　对高频接触的物体表面(如电梯间按钮、扶手、门把手等),可用有效氯浓度为 $250 \sim 500mg/L$ 的含氯消毒剂进行擦拭,也可采用消毒湿巾进行擦拭。

3. 卫生洁具　每日对社区内公共卫生间的门把手、面盆、卫生洁具(马桶、面盆等)进行消毒。可用有效氯浓度为 $500mg/L$ 的含氯消毒剂浸泡或擦拭消毒。

五、个人防护

(一) 社区工作人员

1. 注意佩戴口罩　工作人员在岗时应注意佩戴口罩,并适时更换。

2. 注意手卫生　工作人员应加强手卫生措施,勤用流水洗手或使用速干手消毒剂;接触可疑污染物时,应用洗手液(或肥皂)洗手。

3. 注意身体状况　在岗期间注意身体状况,当出现发热、咳嗽等症状时,要及时上报并按规定隔离。

(二)社区居民

1. 注意通风　居家注意通风换气,每日通风 2~3 次,每次 20~30 分钟。在气温适宜的情况下,尽可能打开门窗加强空气对流。

2. 勤洗手　居民要注意勤洗手,保持手卫生。外出返家、饭前便后、接触脸部前、咳嗽或打喷嚏后等,及时用洗手液(或肥皂)流水洗手。

3. 减少外出　不串门、不聚众、不聚餐,尽量减少外出活动,少到人员密集的公共场所。

4. 外出前的注意事项　确实需要外出时,需做好自我防护并对疫情防范保持警戒心。要佩戴口罩并尽量减少停留时间,佩戴口罩要注意适时更换;在社区公共区域内与陌生人交谈时要保持至少 1m 的距离;最好戴手套,尽量不用手直接摸门把手、扶手、电梯按钮等公共物品和部位,触摸后不要碰眼、鼻和嘴,并尽快洗手。

5. 外出返家后的注意事项　外出返家后及时用洗手液(或肥皂)流水洗手;手机可用酒精或消毒湿巾擦拭消毒;废弃口罩可用塑料袋打包后丢入带盖垃圾桶。

6. 其他注意事项　使用卫生间时,应当打开排气扇,使用完毕后,应当盖上马桶盖再冲水;卫生间下水管存水弯应当保持水封;居室内物体表面以清洁为主,预防性消毒为辅,避免过度消毒;不要接触、购买和食用野生动物,禽肉蛋要充分煮熟后食用;家庭成员不共用毛巾,勤晒衣被;不随地吐痰,咳嗽或打喷嚏时用纸巾掩住口鼻;加强营养,科学饮食,适量运动,保障睡眠,提高身体抵抗力。

(刘 航 著,王先良 审)

参 考 文 献

[1] 国家市场监督管理总局,国家标准化管理委员会. 公共场所卫生指标限值要求:
GB 37488—2019[S]. 北京:中国标准出版社,2019.

［2］中华人民共和国卫生部,卫生部环境卫生标准专业委员会.公共场所集中空调通风系统卫生规范:WS 394—2012［S］.北京:中国标准出版社,2012.

［3］中华人民共和国卫生部.消毒技术规范(2002 年版)［S］.2002.

［4］中华人民共和国卫生部,中国国家标准化管理委员会.普通物体表面消毒剂的卫生要求:GB 27952—2011［S］.北京:中国标准出版社,2011.

第二章 ●●●

商场和超市卫生防护与消毒

新发呼吸道传染病流行期间,商场、超市是人们购买生活必需品必不可少的公共场所。做好商场和超市卫生防护,防止疾病的传播和扩散。

一、商场和超市管理

(一) 制度管理

1. 落实主体责任　商场、超市的负责人是疫情防控第一责任人,建立防控制度,做好员工信息采集工作,掌握当地定点医院的信息。

2. 储备充足的防护物资　准备足够的口罩、消毒剂、速干手消毒剂、洗手液(或肥皂)等物资。

3. 设置应急区域　在场所内设置应急区域,当出现疑似症状人员时,应安排到该区域进行暂时隔离,并按照要求及时上报处理。

(二) 预防性措施

1. 增强风险意识　可通过视频滚动播放或张贴宣传材料等,加强工作人员和顾客对新发呼吸道传染病的风险防范认知。

2. 健康管理　合理安排工作人员轮流休息。员工在岗期间注意监测自身健康状况,当出现发热、咳嗽等症状时,要及时汇报并按规定去定点医院就医。

3. 体温检测　应当在商场、超市门口设置专人对每位上岗员工和顾客测量体温,体温正常方可进入。

4. 佩戴口罩　所有员工佩戴口罩上岗。安排专人提醒顾客在进入之前佩戴口罩,拒绝不戴口罩的顾客进入。

5. 管控分流　控制一次性进入商场、超市的顾客人数。

6. 减少等候时间　超市的物品尽量提前包装标价,便于顾客直接结算;推荐顾客自助购物、自助结算,尽量减少排队时间;不能自助结算的优先采用扫码支付以加快结算速度。

7. 避免聚集　避免聚餐、会议、培训等;不得组织开展大规模促销、展览展示等聚集性活动。

8. 方便洗手　确保经营场所内洗手设施运行正常,在问询台和收银台等处配备速干手消毒剂;有条件的可配备感应式手消毒设施。

9. 卫生间保洁　使用卫生间时,应当打开排气扇。使用完毕后,应当盖上马桶盖再冲水。卫生间下水管存水弯应当保持水封。

10. 暂停部分设施　场所内的酒吧、舞厅、电影院、电子游戏厅等人员密集的娱乐区域宜暂停运营;学习培训机构宜暂停组织学习培训,推荐使用网络远程授课方式;餐饮集中区,宜推荐顾客打包或提供网络订餐,避免堂食。

二、环境卫生要求

1. 加强室内通风　加强室内空气流通,首选自然通风,尽可能打开门窗使空气对流,保证室内空气卫生状况符合《公共场所卫生指标及限值要求》(GB 37488—2019)。

2. 垃圾处理　每天产生的垃圾应当在专门垃圾处理区域内分类管理、定点暂放、及时清理。存放垃圾时,应当在垃圾桶内套垃圾袋,并加盖密闭,防止招引飞虫及污染其他食品和器具。垃圾暂存地周围应当保持清洁,每天至少进行一次消毒。

3. 其他要求　确保场所内地面无污水;生鲜加工区应当保持地面墙面整洁;下水道口应当每天清洁、除垢、消毒;公共卫生间及时清洁,做到无积污、无蝇蛆、无异味。

三、清洁消毒

1. 餐饮具　员工用餐场所应当保持通风换气,加强公用餐(饮)具的清洁消毒,餐(饮)具应当做到"一人一具一用一消毒",每日对餐桌椅及地面进行清洁和消毒。

2. 物体表面　应当保持环境整洁卫生,每天定期消毒,并做好清洁消毒记录。对高频接触的物体表面(如收银台、柜台、休息区、服务台、电梯间按钮、扶手、门把手、公共桌椅、公共垃圾桶、购物篮、购物车、临时物品存储柜等),可用有效氯浓度为 $250\sim500mg/L$ 的含氯消毒剂进行擦拭,也可采用消毒湿巾进行擦拭。建议每天至少在营业前消毒一次,可根据客流量增加情况适当增加清洗消毒频次。

3. 垃圾桶　可定期对垃圾桶等垃圾盛放容器进行消毒处理。可用有效氯浓度为 $500mg/L$ 的含氯消毒剂进行擦拭,也可采用消毒湿巾进行擦拭。

4. 卫生洁具　卫生洁具可用有效氯浓度为 $500mg/L$ 的含氯消毒剂浸泡或擦拭消毒,作用 30 分钟后,用清水冲洗干净,晾干待用。

四、个人防护

1. 佩戴口罩等防护用品　从业人员在岗时应当佩戴防护口罩,与顾客交流时不得摘下口罩。与顾客接触较多的工作人员,需要注意在上岗时除了佩戴口罩外还需要佩戴手套。

2. 保持安全距离　从业人员和顾客要注意交流时宜保持至少 1m 距离,避免直接接触。

3. 注意手卫生　工作人员在上岗期间应当经常洗手,可用有效的速干手消毒剂;特殊条件下,也可使用含氯或过氧化氢手消毒剂;有肉眼可见污染物时,应当使用洗手液(或肥皂)在流水下洗手。在工作中避免用手或手套触碰眼睛。

4. 合理使用电梯　尽量减少乘坐厢式电梯,低楼层推荐走安全通道,较高楼层优先使用扶梯并尽量避免与扶手直接接触;乘坐厢式电梯时要注意限制每次乘坐电梯的人数,乘梯时注意保持适当距离,尽量避免直接用手接触按键并快进快出。

5. 用餐防护　从业人员应避免在餐厅或食堂内聚集用餐,建议采取错时错峰、外卖打包的方式就餐。

(刘　航　著,王先良　审)

参 考 文 献

[1] 国家市场监督管理总局,国家标准化管理委员会. 公共场所卫生指标限值要求: GB 37488—2019[S]. 北京:中国标准出版社,2019.

［2］中华人民共和国卫生部,卫生部环境卫生标准专业委员会.公共场所集中空调通风系统卫生规范:WS 394—2012［S］.北京:中国标准出版社,2012.

［3］商务部.超市购物环境标准:GB/T 23650—2009［S］.北京:中国标准出版社,2009.

［4］中华人民共和国卫生部.消毒技术规范［S］.2002.

［5］中华人民共和国卫生部,中国国家标准化管理委员会.普通物体表面消毒剂的卫生要求:GB 27952—2011［S］.北京:中国标准出版社,2011.

第三章 ●●●

农（集）贸市场卫生防护与消毒

农贸市场、集贸市场［以下简称农（集）贸市场］是指以各种农副产品、日用消费品等现货商品交易为主，为买卖双方提供经常性的公开固定的交易场地、配套设施和服务的零售场所，其服务对象主要是周边城乡居民。农（集）贸市场按照建筑形式可分为独立式室内市场、连体式室内市场和顶棚式市场等。市场内常见果蔬类、鲜肉类、禽蛋类、粮油类、水产品、熟食品、调味品、日常消费品等经营分区，一些市场还包括活禽宰杀区等经营区域。

部分农（集）贸市场存在环境卫生安全隐患，如市场内污水横流、垃圾成堆、公共厕所环境恶劣等，这些都是传染病防控的隐患。因此在新发呼吸道传染病流行期间，正常运营的农（集）贸市场应该加强卫生防护，降低新发呼吸道传染病的传播风险。

一、市场运营管理

1. 规范经营范围　全面禁止农（集）贸市场内的非法野生动物交易。

2. 重视防护工作　安排专人负责卫生防护工作，制定卫生防护方案，做好场所内经营人员的指导培训和信息采集工作。

3. 强化卫生防护宣教　农（集）贸市场组织人员在入口处张贴醒目海报，提高群众风险防范认知。

4. 测量体温　在市场门口安排专人对经营人员和消费人员进行体温测量，体温正常方可进入。

5. 所有人佩戴口罩　所有经营人员佩戴口罩上岗，在进行经营业务时不可摘掉口罩。安排专人提醒消费人员进入市场前佩戴口罩。

6. 重点分区标识 市场内活禽宰杀经营摊位应标识为重点防护区域。

7. 适当控制人员数量 当市场内消费人员数量较多时,应采取限流措施。

二、环境卫生要求

1. 加强通风 顶棚式或露天市场交易区应加强通风;室内市场应开窗、开门,加强空气流通,或使用排风扇等机械排风装置加强空气流通。

2. 公厕卫生管理 应配备洗手设施和洗手液(或肥皂),方便经营人员和消费人员洗手;公厕内应干净整洁,公厕周围应清除垃圾等露天堆放的杂物。

3. 垃圾卫生管理 每个摊位配备加盖垃圾筒(箱),市场内垃圾做到日产日清,清运过程中应采用密闭化运输。应保证垃圾无外溢,定期杀灭蝇蛆。

4. 市场给排水设施 市场给排水设施正常运行,地面四周设下水明沟,下水道保持畅通,地面无污水、无淤积物;应设置冲洗水龙头,便于对地面等进行冲洗;污水排放应符合相关规定。

5. 活禽宰杀区特殊要求 活禽宰杀区可参照"一天一清洁消毒、一周一大扫除、一月一休市"制度,严格落实按时清洗消毒、定期休市、过夜零存栏等管理措施。

三、市场清洁消毒

1. 公共环境清洁消毒 每天结束经营活动后,地面、台面应开展全面冲洗清洁,每天一次;柜台(摊位)、货架、公共卫生间等公共设施可用有效氯浓度为 250~500mg/L 的含氯消毒剂进行擦拭消毒。

2. 垃圾处理 对垃圾进行及时收集并清运。加强垃圾桶等垃圾盛装容器的清洁,可用有效氯浓度为 500mg/L 的含氯消毒剂进行喷洒。

3. 工作服消毒 摊位经营人员应穿工作服,并保持工作服清洁;工作服定期洗涤,可煮沸 30 分钟。

四、个人健康防护

(一)从业人员防护

1. 加强个人防护 经营人员、管理人员应佩戴口罩,并适时更换;穿工作服并保持工作服清洁。

2. 自测健康状况　每日进行自我体温监测,出现异常时要及时报告。当出现发热、咳嗽等可疑症状时,要避免继续工作,并及时进行自我隔离。

3. 注意手卫生　经营人员、管理人员在经营期间应经常洗手,也可用速干手消毒剂;有肉眼可见污染物时,应使用洗手液(或肥皂)在流水下洗手;在工作中避免用手或手套触碰眼睛。

(二) 顾客防护

1. 佩戴口罩　前往市场时要佩戴口罩,尽量减少市场内驻留时间;在市场内与陌生人交谈时要保持适当的距离。

2. 加强手卫生　尽量不用手直接摸门把手、摊位等公共物品和部位;有条件时可携带一次性手套备用;从市场归来后要立即用流水洗手,用洗手液(或肥皂)双手揉搓不少于 20 秒。可随身携带速干手消毒剂,接触活体动物后消毒使用。

五、重点经营区域管理

(一) 水产、活禽宰杀区

1. 分区与隔离　宰杀加工区、活禽销售区与消费者之间应当实施物理隔离,活体动物经营区域应当与其他农产品经营区域分开。

2. 及时清洁　水产、活禽宰杀区应配有自来水龙头、洗槽和下水道,每批宰杀结束后,必须冲洗场地一次,保持卫生整洁。

3. 废弃物处理　非病死水产、活禽废弃物(如粪便、羽毛、内脏、尸体等)按普通垃圾分类处理并及时清运;病死动物废弃物需装入塑料袋后用有效氯浓度为 5 000mg/L 的含氯消毒剂喷洒润湿后封闭,进行无害化处理。

4. 运载车辆清洁消毒　运载车辆卸载活禽前后,应及时清洗;出现病死活禽时,应清洗后再消毒,可选用有效氯浓度为 500mg/L 的含氯消毒剂喷洒,再用清水冲洗干净。

(二) 食品区、副食品区和熟食区

直接入口的食品应有防尘橱(罩)和专用柜台,避免用手直接接触食品。餐具应有消毒保洁设施。

(李　莉　著,王先良　审)

参 考 文 献

[1] 中华人民共和国国家质量监督检验检疫总局,中国国家标准化管理委员会. 农贸市场建设与管理规范:GB/T21720—2008[S]. 北京:中国标准出版社,2008.

[2] 中华人民共和国国家质量监督检验检疫总局,中国国家标准化管理委员会. 含氯消毒剂卫生要求:GB/T36758—2018[S]. 北京:中国标准出版社,2018.

[3] 中华人民共和国卫生部,中国国家标准化管理委员会. 普通物体表面消毒剂的卫生要求:GB27952—2011[S]. 北京:中国标准出版社,2012.

[4] 中华人民共和国国家质量监督检验检疫总局,中国国家标准化管理委员会. 疫源地消毒总则:GB19193—2015[S]. 北京:中国标准出版社,2015.

第四章 ●●●

餐饮单位（含单位食堂）卫生防护与消毒

餐饮场所具有人员流量大、人员密集等特点，特别是用餐环境空气流通差、人员拥挤，易发生交叉感染及新发呼吸道传染病的传播。为指导各餐饮单位（含单位食堂）对新发呼吸道传染病的防控，根据对该类疾病的认知，现制定本章指南。

一、适用范围

本章指南适用于新发呼吸道传染病流行期间，各餐饮单位（含单位食堂）对传染病的防控，包括适用范围、机构管理、相关防护和消毒措施。

二、餐饮场所管理

（一）制度规定

1. 落实疫情防控主体责任，制定和完善疫情防控期间企业运营防控方案。

2. 准备充足的防护物资以保障日常工作需求；在餐厅或食堂入口处张贴公告和疫情防控知识海报，告知顾客进入餐饮场所的注意事项。

3. 若出现新发呼吸道传染病疑似或确诊病例，应配合当地疾病预防控制机构做好密切接触者的追踪与管理，并做好终末消毒。

（二）预防性卫生措施

1. 各餐饮单位（含单位食堂）需对营业场所、设备设施、餐（饮）具等加强清洗消毒。

2. 保证食品安全。到正规超市购买冷冻、冰鲜产品，不购买野生动物或未经检验检疫的畜禽生鲜肉品；加工食物时注意生、熟分开，畜禽肉、蛋类务必煮熟煮透,食物应保证新鲜、清洁、卫生,不得供应过夜食品。

3. 加强食品加工和就餐场所的通风换气,在条件允许的情况下首选自然通风,定期开门开窗,保持室内空气流通;也可采用机械排风,如使用空调,应保证空调系统供风安全,保证充足的新风输入,所有排风直接排到室外。

4. 禁止大规模聚餐活动;尽量实施预约或错峰就餐制,加大餐桌距离或鼓励打包用餐,控制就餐人数,减少在餐厅的停留时间;快餐店实行一人一桌用餐。

5. 售餐窗口与热加工区域之间,应采取局部隔断措施(例如透明板等),将餐厅内人员与厨房加工人员及区域适当隔开,隔离高度为 1.5~2.0m。

6. 取餐时应佩戴口罩,尽量与他人保持一定距离,减少与他人接触与交流;取餐路线应采用流水线式,避免重复和交叉。

(三)人员管理

1. 工作人员在岗期间应穿工作服,正确佩戴口罩、工作帽、手套,勤洗手;工作服应保持清洁,并定期洗涤消毒。

2. 每天对餐饮场所工作人员进行体温测量和身体健康监测,并做好记录,严禁带病上岗;工作人员家中如有疑似病例出现,则应按相关规定进行隔离,严禁上岗。

3. 餐饮场所工作人员在岗期间应随时关注身体状况,当出现发热、乏力、干咳等症状时,要马上告知负责人并及时就医。

4. 用餐人员进入餐厅前必须接受体温测量,体温过高或出现有发热、干咳、打喷嚏等症状者,禁止进入餐饮场所。

三、防护和消毒措施

(一)加强环境物体表面清洁消毒

保持餐饮场所环境整洁卫生,每天对就餐场地、保洁设施、人员通道、电梯间及就餐后的桌椅等场所设施进行清洁消毒,并做好记录。新发呼吸道传染病流行期间,餐饮单位(含单位食堂)在无人条件下使用紫外线照射消毒时,照射时间可适当延长至 1 小时以上。对高频接触的物体表面(门把手、橱柜拉手、操作台面等)可用有效氯浓度为 250~500mg/L 的含氯消毒剂喷洒或擦拭。

(二)加强炊具和餐具的清洁消毒

加强餐(饮)具的清洁消毒,餐(饮)具应做到"一人一具一用一消毒",案

15

板、刀具、餐具等使用前后需清洗干净,每天进行消毒。消毒方式:去残渣、清洗后,煮沸 15 分钟;或采用热力消毒柜等方式消毒;或采用有效氯浓度为 250mg/L 的含氯消毒剂,浸泡消毒 30 分钟,消毒后应将残留消毒剂冲洗干净,晾干待用。

(三)加强清洁用品的清洗消毒

抹布等清洁用品清洗干净后,可用有效氯浓度为 500mg/L 的含氯消毒剂浸泡消毒,作用 30 分钟后,清水冲洗干净,晾干待用。

(四)工作服的消毒

餐饮场所工作人员在岗期间应穿工作服,佩戴口罩、工作帽、手套。工作服应保持清洁,并定期洗涤消毒。消毒方式可采用煮沸 30 分钟,或先用有效氯浓度为 500mg/L 的含氯消毒剂浸泡 30 分钟,再常规清洗。

(五)加强手卫生

1. 工作人员应勤洗手,保持手部清洁。洗手时应采用洗手液(或肥皂),在流水下洗手,按照"六步洗手法"彻底洗净双手;无明显污染物时,也可使用速干手消毒剂揉搓双手,餐饮场所内可配备速干手消毒剂。

2. 用餐人员尽量减少取餐过程中接触公共物品和设施,手捂打喷嚏后用洗手液(或肥皂)在流水下洗手,或使用速干手消毒剂;不确定手是否清洁时,避免用手接触口、鼻、眼。

3. 加强内部洗手间的消毒工作,做好相关消毒记录并每日公示。保持良好通风,确保洗手设备正常运行,如无洗手设备,应配备免洗消毒用品。

(六)垃圾处理

加强垃圾的分类管理,及时收集并清运。就餐人员剩余的饭菜应统一收集处理。加强带盖垃圾桶等垃圾盛装容器的清洁,可定期对其进行消毒处理;可用有效氯浓度为 500mg/L 的含氯消毒剂进行喷洒或擦拭。

(七)注意事项

消毒剂具有一定的毒性和刺激性,配置和使用时应注意个人防护;同时消毒剂具有一定的腐蚀性,防止对消毒物品造成损坏。日常消毒以预防性消毒为主,避免过度消毒;特别是餐饮场所的炊具和餐具等,应以物理性消毒方法为主,采用化学方法消毒,消毒后应冲洗干净,避免消毒剂残留。

(朱亭亭 著,应波 审)

参 考 文 献

［1］中华人民共和国卫生部,中国国家标准化管理委员会.手消毒剂卫生要求:GB 27950—2011［S］.北京:中国标准出版社,2011.

［2］中华人民共和国卫生部,中国国家标准化管理委员会.普通物体表面消毒剂的卫生要求:GB 27952—2011［S］.北京:中国标准出版社,2011.

［3］国家市场监督管理总局,中国国家标准化管理委员会.含氯消毒剂卫生要求:GB/T 36758—2018［S］.北京:中国标准出版社,2018.

［4］国家卫生健康委.医务人员手卫生规范:WS/T313—2019［J］.中华医院感染学杂志,2020,5:796-800.

［5］中华人民共和国卫生部.消毒技术规范(2002年版)［S］.2002.

［6］中华人民共和国卫生部,中国国家标准化管理委员会.紫外线空气消毒器安全与卫生标准:GB 28235—2011［S］.北京:中国标准出版社,2011.

第五章 ●●●

会议定点宾馆卫生防护与消毒

呼吸道传染病的传播途径包括近距离飞沫、气溶胶、接触病例分泌物等方式,在会议期间,由于空间受限,人员聚集,可能引发呼吸道传染病的传播。本章指南从管理要求、个人防护和综合保障等方面规定了会议定点宾馆的卫生防护要求。

一、管理要求

(一)健康监测

宾馆门口应配备体温监测设备,自动测量进出人员体温,当有人超过37.3℃时,设备自动识别并报警。

宾馆工作人员应建立个人健康档案,由专人负责,每天早晚两次体温和健康监测,并做好记录。会议期间,确保所有工作人员身体状态良好,严禁带病上班。

(二)清洁消毒

建立清洁消毒管理制度,由专人全面负责清洁消毒工作,包括消毒产品的管理、组织实施、工作监督等。

1. 做好物体表面清洁消毒 应保持环境整洁卫生,每天定期消毒,并做好清洁消毒记录。公共区域高频接触的物体表面(如电梯间按钮、扶手、门把手等)应加强清洁消毒,可用有效氯浓度为 250~500mg/L 的含氯消毒剂进行喷洒或擦拭,也可采用消毒湿巾进行擦拭。房间以清洁为主,房间内保洁用具应专用,做到一房一用一消毒,确保抹布等保洁用具不交叉使用。

2. 污染物 当出现人员呕吐时,应立即用一次性吸水材料加足量消毒剂(如含氯消毒剂)或有效的消毒干巾,对呕吐物进行覆盖消毒,清除呕吐物后,再使用季铵盐类消毒剂或含氯消毒剂进行物体表面消毒处理。

3. 餐饮具　加强餐(饮)具的消毒,餐(饮)具应做到"一人一具一用一消毒"。餐(饮)具去残渣、清洗后,煮沸或流通蒸汽消毒15分钟;或采用热力消毒柜等消毒方式;或采用有效氯浓度为250mg/L的含氯消毒剂浸泡消毒30分钟,消毒后应将残留消毒剂冲洗干净。

4. 纺织物　保持被单、座椅套、工作服等纺织物清洁,定期洗涤、消毒处理。可用流通蒸汽或煮沸消毒30分钟,或先用有效氯浓度为500mg/L的含氯消毒液浸泡30分钟,然后常规清洗。

5. 卫生洁具　可用有效氯浓度为500mg/L的含氯消毒剂浸泡或擦拭消毒,作用30分钟后,清水冲洗干净,晾干待用。

6. 当有疑似或确诊病例出现时,在专业人员指导下进行消毒处理。

(三) 通风换气

宾馆内应加强通风换气,保持室内空气流通,可加大新风量。注意调整室内温度,使其达到适宜温度。

加强空调通风系统管路的清洁,确保新风安全,在空调通风系统新风口周边10m外,设置卫生防护区,清除杂物,防止新风被污染。

(四) 洗手设施

确保宾馆内洗手设施运行正常,洗手液(或肥皂)、干手纸等用品齐全;在大厅、餐厅和电梯间等人员出入频繁的区域,配备速干手消毒剂,有条件时可配备感应式手消毒设施。

(五) 垃圾处理

加强垃圾的分类管理,及时收集并清运。加强垃圾桶等垃圾盛装容器的清洁,可定期对其进行消毒处理。可用有效氯浓度为500mg/L的含氯消毒剂进行喷洒或擦拭。

(六) 健康宣教

在宾馆内醒目区域,采用视频滚动播放或张贴宣传画等方式开展个人防护与消毒等防控知识宣传和指导。

二、个人防护

（一）会议期间

1. 个人防护 工作人员和参会代表在会议期间应佩戴医用口罩或医用外科口罩，工作人员应穿工作服，并保持工作服清洁。

2. 手卫生 会场门口和会议室配备速干手消毒剂，有条件时可配备感应式手消毒设施。会议期间应加强手卫生，洗手或使用速干手消毒剂揉搓双手。

3. 环境和物品 会议结束后，及时对环境和物品进行清洁消毒，可用有效氯浓度为 250~500mg/L 的含氯消毒剂进行喷洒或擦拭，也可采用消毒湿巾擦拭。杯子、碟子等餐（饮）具应做到"一人一具一用一消毒"。

（二）就餐期间

1. 加强食品安全 确保原料新鲜，加工食品时注意生、熟分开，畜禽肉、蛋类务必煮熟煮透。食物应保证新鲜、清洁、卫生。加强餐（饮）具的消毒，餐（饮）具应做到"一人一具一用一消毒"。

2. 规范送餐制度 可由工作人员送至房间，参会人员在各自房间用餐。如无法满足送餐要求，可实行配餐制度，参会人员到餐厅取餐后回房间就餐，缩短在餐厅的停留时间；取餐时应佩戴口罩，减少交流，减少与他人接触，尽量与他人保持一定距离。

3. 加强手卫生 餐厅门口和取餐处配备速干手消毒剂，有条件时可配备感应式手消毒设施。用餐前加强手卫生，洗手或使用速干手消毒剂揉搓双手；有肉眼可见污染物时，应用洗手液（或肥皂）在流水下洗手，按照"六步洗手法"彻底洗净双手。

（三）休会期间

休会期间，建议减少外出和去公共场所的时间，如必须外出请佩戴口罩，返回宾馆后洗手或使用速干手消毒剂揉搓双手，减少与他人面对面交流，尽量通过视频或语音等方式交流。

（四）乘车期间

乘坐会议专车时，需佩戴医用口罩；乘车前、后做手卫生；乘车时隔位而坐，相互间尽量保持一定距离。

行驶过程中,有条件时,尽量开窗通风;如需使用空调,建议增加空调换风功率提高换气次数,并注意定期清洁处理空调滤网。

会议专车每次运载结束后,开窗通风,对车内表面(如车身内壁、地面、方向盘、车内扶手、座椅、车窗玻璃等)及时清洁消毒。可用 0.2% 的季铵盐消毒剂,或有效氯 250~500mg/L 的含氯消毒剂进行喷洒或擦拭(如采用含氯消毒剂,消毒 20 分钟后,用清水擦拭干净,避免腐蚀),也可采用有效的消毒湿巾擦拭;座椅套等纺织物应保持清洁,并定期洗涤、消毒处理。同时,做好清洁消毒工作记录和标识。车上应配备感应式手消毒设施,方便乘车人员和工作人员进行手卫生。

(五)受访期间

采访前,应确认媒体工作人员身体状况良好;采访时,建议佩戴医用口罩或医用外科口罩,尽量与采访人保持一定距离。

三、综合保障

(一)物资保障

会前应储备速干手消毒剂、含氯消毒剂、消毒湿巾、医用口罩等消毒产品和个人防护物资,确保会议期间,参会人员和工作人员所需个人防护物资充足,环境清洁消毒物资齐全。

(二)医疗保障

组建医疗卫生保障组,除常规医护人员外,增加一名有经验的呼吸科医生,同时配备相关诊疗设备。

参会人员在会议期间,建议以小组为单位,进行体温检测和健康监测,每日由小组联络员将本组参会人员健康状况报送医疗卫生保障组。当出现发热、咳嗽等症状时,严禁参会,应及时通知医疗卫生保障组,由医护人员诊断后,确定下一步措施。待身体完全康复后,方可参会。

(三)应急机制

建立应急处理制度,宾馆内设立应急区域,当工作人员出现发热、咳嗽等疑似症状时,应立即到该区域进行暂时隔离,再按照其他相关规范要求进行处理。

(孙惠惠　著,沈　瑾　审)

参 考 文 献

[1] 中华人民共和国卫生部,中国国家标准化管理委员会. 普通物体表面消毒剂的卫生要求:GB 27952—2011[S]. 北京:中国标准出版社,2011.

[2] 国家市场监督管理总局,中国国家标准化管理委员会. 含氯消毒剂卫生要求:GB 36758—2018[S]. 北京:中国标准出版社,2018.

第六章 ●●●

企事业单位卫生防护与消毒

企事业单位工作人员及密切接触人员相对固定,人群密集,聚集性活动(如会议、聚餐、交流等)较为频繁,存在交叉感染的风险。本章指南可指导新发呼吸道传染病流行期间正常运行的和复工复产的企事业单位开展卫生防护。

一、管理要求

(一) 人员物资储备

1. 保障口罩、消毒剂、洗手液(或肥皂)、速干手消毒剂、体温计等防控物资的配备。

2. 对专人进行消毒操作规程和疫情防控措施的培训,提升疫情防控和应急处置能力。

3. 在单位入口处设置监控人员,对进入人员进行体温检测,尽量减少非本单位人员进入;提醒工作人员,必要时佩戴口罩。

4. 可增设废弃口罩专用垃圾桶,用于投放使用过的口罩,并注意及时清理。

5. 给工作人员发放宣传手册,在人流量大的地方张贴卫生防护海报,播放宣传视频,以及通过电子邮件、单位工作群等定向推送防护知识资料。

(二) 健康监测管理

1. 掌握外地返回工作人员信息,并按属地管理原则进行管理。

2. 实行健康监测和晨检制度,有班车的单位,应由专人在上班车前对员工进行体温测量。对出现发热、咳嗽等症状的相关人员,禁止进入单位,并立即上报。同时做好来访人员的健康监测和登记工作。

二、卫生技术要求

（一）通风换气

场所内应当加强通风换气，保持室内空气流通，首选自然通风，尽可能打开门窗通风换气，也可采用机械排风。

使用集中空调通风系统时，应当保证系统运转正常，应关闭回风，使用全新风运行，确保室内有足够的新风。

（二）清洁与消毒

1. 物体表面　应当保持环境整洁卫生，每天定期消毒，并做好清洁消毒记录。对高频接触的物体表面（如电梯间按钮、扶手、门把手等），可用有效氯浓度为 250~500mg/L 的含氯消毒剂进行喷洒或擦拭，也可采用消毒湿巾进行擦拭。

2. 呕吐物　当出现人员呕吐时，应当立即用一次性吸水材料加足量消毒剂（如含氯消毒剂）或有效的消毒干巾对呕吐物进行覆盖消毒，清除呕吐物后，再使用季铵盐类消毒剂或含氯消毒剂进行物体表面消毒处理。

3. 餐（饮）具　公用餐（饮）具去残渣、清洗后，可采用煮沸或流通蒸汽 15 分钟、有效氯浓度为 250mg/L 的含氯消毒剂浸泡 30 分钟或热力消毒柜的消毒方式，消毒后应将残留消毒剂冲洗干净。

4. 纺织物　保持公用座椅套等纺织物清洁，并定期洗涤和消毒。可采用流通蒸汽或煮沸消毒 30 分钟、有效氯浓度为 500mg/L 的含氯消毒剂浸泡 30 分钟的消毒方式，消毒后常规清洗。

5. 卫生间　确保洗手盆、地漏等水封隔离效果。每日随时进行卫生清洁，保持地面、墙壁清洁，洗手池无污垢，便池无粪便污物积累。公共台面、洗手池、门把手和卫生洁具等物体表面可用有效氯浓度为 500mg/L 的含氯消毒剂擦拭，30 分钟后用清水擦拭干净。

6. 垃圾桶　加强垃圾桶等垃圾盛装容器的清洁，定期对其进行消毒处理。可用有效氯浓度为 250~500mg/L 的含氯消毒剂进行喷洒或擦拭，也可采用消毒湿巾进行擦拭。

（三）洗手设施

确保场所内洗手设施运行正常，在公共区域放置速干手消毒液，方便企事

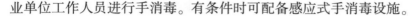

业单位工作人员进行手消毒。有条件时可配备感应式手消毒设施。

（四）垃圾处理

普通垃圾放入黑色塑料袋,口罩等防护用品垃圾按照生活垃圾分类处理。垃圾筒及垃圾点周围无散落,垃圾存放点各类垃圾及时清运,垃圾不超时超量堆放。

（五）设立应急区域

建议在公共场所、机关单位设立应急区域,当出现疑似或确诊病例时,及时到该区域进行暂时隔离,再按照其他相关规范要求进行处理。

（六）减少聚集性活动

避免现场会议、培训学习、聚餐交流等活动,建议采用工作群、视频会议等信息交流方式。场所内员工也应避免自发性的聚集性活动。

（七）饮食安全

可集体用餐的单位应注意食物安全与卫生,并加强对餐具的管理。鼓励分餐领回办公场地用餐或分时段用餐,尽量避免同时聚集用餐。

三、个人防护指南

1. 注意个人防护 在多人办公室、会议室、厢式电梯、餐厅食堂等公共区域,建议工作人员佩戴医用外科口罩(或其他更高级别的口罩)。当有疑似或确诊病例出现时,在专业人员指导下进行个人防护。

2. 注意手卫生 工作人员随时进行手卫生,有肉眼可见污染物时,应用洗手液(或肥皂)在流水下洗手。

3. 注意身体状况 在岗期间注意身体状况,当出现发热、咳嗽等症状时,要及时按规定去定点医院就医,尽量避免乘坐公交、地铁等公共交通工具,前往医院路上和医院内应全程佩戴医用外科口罩(或其他更高级别的口罩)。

（李 莉 著,潘力军 审）

参 考 文 献

[1] 中华人民共和国卫生部. 公共场所集中空调通风系统卫生规范:WS 394—2012[S]. 北京:中国标准出版社,2012.

［2］中华人民共和国国家质量监督检验检疫总局,中国国家标准化管理委员会.含氯消毒
　　剂卫生要求:GB/T36758—2018［S］.北京:中国标准出版社,2018.

［3］中华人民共和国卫生部,中国国家标准化管理委员会.普通物体表面消毒剂的卫生要
　　求:GB27952—2011［S］.北京:中国标准出版社,2012.

［4］Rabie T,Curtis V. Evidence that handwashing prevents respiratory tract infection:a sys-
　　tematic review［J］. Trop Med Int Health,2006,11:1-10.

第七章 ●●●

学校等教育机构卫生防护与消毒

　　学校等教育机构是人员密集场所,是呼吸道传染病重点防控机构。本章指南规定新发呼吸道传染病流行期间学校等教育机构的清洁消毒和个人防护要求。

一、管理要求

（一）制定管理制度

　　1. 服从停课,按当地政府和教育部门的要求依法管理。

　　2. 学校须建立新发呼吸道传染病预防控制工作体系和工作制度,成立由校长任组长的新发呼吸道传染病疫情防控工作领导小组等组织机构,并明确专人负责,建立覆盖全员的疫情防控责任制,层层压紧压实全员疫情防控责任。

　　3. 学校要坚持"预防为主""防控结合"原则,防控新发呼吸道传染病应做到"四早",即:早发现、早报告、早隔离、早治疗。在卫生健康部门的技术指导下,制定疫情应急处置预案,完善疫情报告、晨午检、学生因病缺课登记追踪、教学场所的通风与消毒等制度。

（二）健康监测管理

　　1. 学校掌握学生和教职员工假期行程,要求来自或经停疫情严重地区的学生和教职员工居家隔离观察结束后返校。

　　2. 严禁学生和教职员工带病到校;家中如有疑似病例出现,则应按照相关规定进行隔离,严禁到学校。

　　3. 加强对学生及教职员工的健康监测,每日进行晨午检,上报体温及因病缺勤追踪情况,做好疫情日报告、零报告工作,实时掌握症状的聚集发生情况;住宿制学校对住校学生进行晚检。

(三) 生活管理

1. 加强学校食堂、澡堂和图书馆等公共场所的管理。建议学生和教职员工错峰就餐,自带餐具;澡堂和图书馆等公共场所分时段限流,尽量减少人员密度。

2. 疫情期间,取消大型室内集体活动,关闭电影院、健身房等通风条件差的场所。

(四) 清洁消毒管理

1. 成立卫生防护工作组,建立清洁消毒管理制度,由专人全面负责学校清洁消毒工作,包括消毒产品的管理、组织实施、工作监督等。

2. 妥善保管消毒剂,并应明确标示,避免学生误食或对学生造成灼伤等伤害。学校在实施消毒时,应对操作人员采取有效的保护性措施,采取化学消毒剂进行消毒时,非消毒操作人员应离开消毒现场。

(五) 宣传教育

1. 开学前将疫情防控知识通过微信、短信、校园网等途径发送给学生、教职员工和家长,普及新发呼吸道传染病的特征、危害、传播途径、个人防护等防控知识,引导学生和教职员工假期居家不外出,不走亲访友,不聚会聚餐,不到人员密集的公共场所活动,尤其是空气流动性差的场所,例如公共浴池、温泉、影院、网吧、KTV、商场、车站、机场、码头、展览馆等。

2. 开学后在校内场所内醒目区域,采用视频滚动播放或张贴宣传画等方式开展多种形式健康宣传教育,普及呼吸道传染病防控知识,引导学生和教职员工增强自我防控意识,做好个人防护。要减少会议、文化体育、交流出访、竞赛等活动举办的频次,并严格控制参加人数。落实手卫生,推行学生和教职员工勤洗手的防控策略,贯彻落实"七步洗手法",尽量缩小活动范围。

(六) 完善应急处理机制

完善应急处理机制,设立应急区域。当出现疑似或确诊病例时,应立即佩戴口罩,到该区域进行暂时隔离,再按照其他相关规范要求进行处理。

二、预防性卫生措施

（一）开学前准备

1. 开学前建议对学校进行彻底的环境清洁,并对物体表面进行消毒处理,对集中空调系统进行一次彻底清洗和预防性消毒,同时开窗通风,保证学校各场所可正常使用。

2. 开学前学校要建立疫情处置的隔离场所,积极筹措防疫物资,确保口罩、洗手液(或肥皂)、消毒剂及消毒设备、红外测温仪等基本防疫物资采购途径通畅、储备充足。

（二）通风换气与空气消毒

应加强室内场所通风换气,保持室内空气流通,首选自然通风,尽可能打开门窗通风换气,也可采用机械排风。每日通风 2~3 次,每次 20~30 分钟。教师课间尽量开窗通风。如使用空调,应保证空调系统供风安全,保证充足的新风输入。

无人条件下,可用紫外线对空气进行消毒,但应加强对紫外线灯及其开关的管理,以免学生触碰,造成伤害。新发呼吸道传染病流行期间,用紫外线消毒时,可适当延长照射时间至 1 小时以上。

（三）场所清洁与消毒

1. 加强物体表面清洁消毒。应保持教室、宿舍、图书馆、食堂等场所环境整洁卫生,每天定期消毒,并做好清洁消毒记录。门把手、水龙头、楼梯扶手、宿舍床围栏、室内健身器材、电梯间按钮等学生和教职员工经常接触的物体表面,可用有效氯浓度为 250~500mg/L 的含氯消毒剂进行喷洒或擦拭,也可采用消毒湿巾进行擦拭。

2. 加强重点场所地面清洁消毒。应加强学校食堂、浴室及宿舍地面的清洁,每日定期消毒,并做好清洁消毒记录。可使用有效氯浓度为 250~500mg/L 的含氯消毒液擦拭消毒。

3. 当出现人员呕吐时,应立即用一次性吸水材料加足量消毒剂(如含氯消毒剂)或有效的消毒干巾对呕吐物进行覆盖消毒,清除呕吐物后,再使用季铵盐类消毒剂或含氯消毒剂进行物体表面消毒处理。

4. 加强餐(饮)具的清洁消毒,餐(饮)具应做到"一人一具一用一消毒"。

餐(饮)具去残渣、清洗后,煮沸或流通蒸汽消毒 15 分钟;或采用热力消毒柜等消毒方式;或采用有效氯浓度为 250mg/L 的含氯消毒液,浸泡消毒 30 分钟,消毒后应将残留消毒剂冲洗干净。

5. 保持衣服、被褥、座椅套等纺织物清洁,定期洗涤。如需消毒,可采用煮沸消毒 30 分钟,或先用有效氯浓度为 500mg/L 的含氯消毒液浸泡 30 分钟,然后常规清洗。

6. 卫生洁具可用有效氯浓度为 500mg/L 的含氯消毒剂擦拭消毒。

7. 当有疑似或确诊病例出现时,在专业人员指导下进行消毒处理。

(四)洗手设施

确保学校内洗手设施运行正常,并备有洗手液(或肥皂)等,配备速干手消毒剂,有条件时可配备感应式手消毒设施。

(五)垃圾处理

加强垃圾的分类管理,及时收集并清运。加强带盖垃圾桶等垃圾盛装容器的清洁,可定期对垃圾桶等垃圾盛装容器用有效氯浓度为 500mg/L 的含氯消毒剂进行喷洒或擦拭。

三、个人防护指南

(一)教师的个人防护

1. 注意个人防护　建议上课时佩戴医用口罩。

2. 注意手卫生　加强手卫生措施,随时保持手清洁。

(二)学生的个人防护

1. 学生返校途中,乘坐公共交通工具时,要全程佩戴医用口罩,减少接触交通工具的公共物品和部位。

2. 在校期间加强手卫生　应随时进行手卫生,洗手或使用速干手消毒剂,有肉眼可见污染物时,应用洗手液(或肥皂)在流水下洗手。使用体育器材、学校电脑等公用物品后,咳嗽手捂之后,饭前便后,应加强手卫生措施;不确定手是否清洁时,避免用手接触口、鼻、眼。

3. 培养良好的卫生习惯和生活规律

(1)不随地吐痰;不乱扔垃圾;咳嗽和打喷嚏时,要用肘袖部位或纸巾遮掩口、鼻。避免用手触摸眼睛、口鼻。咳嗽和打喷嚏时用过的纸巾要扔到有盖的垃圾桶内。

（2）减少聚餐:膳食平衡,三餐合理,规律进餐,保证充足饮水。

（3）住宿学生间不共用牙刷、毛巾、浴巾、餐饮具等物品。

（4）注意保暖,及时增减衣物,勤晒被褥,勤换衣物。

（5）积极锻炼身体,适量运动,保持作息规律,保证充足睡眠。

4. 在教室、图书馆等人员密集区域,须全程佩戴口罩,尽量与他人保持距离。

5. 在食堂尽量错峰、分散就餐,分餐进食,避免扎堆就餐和就餐时交流。

6. 在住宿区,保持室内清洁和通风,不与他人共用物品,不随地吐痰。住校生尽量减少不必要的外出,避免接触其他人员。

7. 离校期间注意个人防护。减少不必要的外出,如果外出,应做好个人防护和手卫生,去人员较为密集的公共场所,建议佩戴医用口罩。主动做好个人及家庭成员的健康监测,如出现身体不适,及时向学校反馈并采取相应措施。

（三）工作人员的个人防护

1. 加强个人防护　校门值守人员、清洁人员及食堂工作人员等应佩戴一次性医用口罩或医用外科口罩。食堂工作人员还应穿工作服,并保持工作服清洁,工作服应定期洗涤、消毒。

2. 注意手卫生　工作人员,特别是食堂工作人员,应加强手卫生措施,随时保持手部清洁。

3. 注意身体状况　在岗期间注意身体状况,尤其是食堂工作人员,严禁带病上班。离校期间注意个人防护,避免到人群聚集尤其是空气流动性差的场所,减少不必要的外出。如果外出,应做好个人防护和手卫生,去人员较为密集的公共场所,建议佩戴医用口罩。主动做好个人及家庭成员的健康监测,本人或家庭成员出现身体不适,如发热、乏力、干咳等症状时,及时向学校负责人反馈并采取相应措施。按规定去定点医院就医时,尽量避免乘坐公交、地铁等公共交通工具,就医路上和就医期间应全程佩戴医用口罩。

（四）来访人员管理

1. 新发呼吸道传染病流行期间,应做好来访人员记录,对来访人员进行实名制登记,并测量体温,体温超标者不能进入校区。

2. 建议到校区门口接待到访人员,并填写《单位到访人员备案登记表》,接洽工作尽量在学校门口完成。

3. 快递及外卖订餐一律在校区门口完成送取件或送取餐。

四、疫情应对措施

(一) 及时隔离送诊

1. 发现学生或教职员工出现可疑症状(包括发热、干咳、乏力、鼻塞、流涕、咽痛、腹泻等),应要求其佩戴口罩,及时隔离、及时报告、及时送诊,并做好相关记录。

2. 送至定点医院诊治时,做好防护措施,尽量避免乘坐公共交通工具。

(二) 做好疫情报告

若被诊断或疑似为病例,学校应立即向当地政府、疾病预防控制机构和教育部门报告,并配合卫生健康部门做好疫情的控制和患者的救治,落实卫生健康部门提出的防控措施。

(三) 协助开展疫情防控

1. 根据疫情防控需要和疾病预防控制机构出具的传染病防控意见书,学校根据卫生健康部门建议,必要时采取班级或全校停课等措施。

2. 学校应接受卫生健康部门的调查、采样、密切接触者筛查、隔离治疗等预防控制措施,如实反映有关情况。

3. 如有学生或教职员工被确定为密切接触者,学校应掌握学生和教职员工健康情况和解除隔离观察的日期。

(四) 终末消毒

当学校出现疑似或确诊病例时,要在疾病预防控制机构指导下,由专业人员对相关场所和物品开展终末消毒。

(李 炎 著,应 波 审)

参 考 文 献

[1] 中华人民共和国卫生部. 消毒技术规范(2002年版)[S]. 2002.

[2] 中华人民共和国卫生部,中国国家标准化管理委员会. 空气消毒剂卫生要求:
GB 27948—2011[S]. 北京:中国标准出版社,2011.

［3］中华人民共和国卫生部,中国国家标准化管理委员会.速干手消毒剂卫生要求:GB 27950—2011［S］.北京:中国标准出版社,2011.

［4］中华人民共和国卫生部,中国国家标准化管理委员会.普通物体表面消毒剂的卫生要求:GB 27952—2011［S］.北京:中国标准出版社,2011.

［5］中华人民共和国卫生部,中国国家标准化管理委员会.紫外线空气消毒器安全与卫生标准:GB 28235—2011［S］.北京:中国标准出版社,2011.

［6］国家市场监督管理总局,中国国家标准化管理委员会.含氯消毒剂卫生要求:GB/T 36758—2018［S］.北京:中国标准出版社,2018.

［7］国家卫生健康委.医务人员手卫生规范:WS/T313—2019［J］.中华医院感染学杂志,2020,5:796-800.

［8］国家卫生健康委.空气消毒机通用卫生要求:WS/T 648—2019［S］.北京:中国标准出版社,2019.

第八章 ●●●
客运场站和公共交通运输工具防护与消毒

第一节 客运场站卫生防护与消毒

在新发呼吸道传染病流行期间,需要对客运场站进行预防性和终末消毒以预防人群感染。本节指南适用于呼吸道传染病流行期间客运场站的防护与消毒。

一、运营前准备

1. 落实主体责任 客运场站为第一责任人,运营方应建立防控制度,做好工作人员日常健康信息采集工作。

2. 做好物资保障 做好客运场站的检测维护,保证运力充足,优先选择安全技术状况良好的交通运输工具投入运营。为工作人员配备消毒剂、手持体温检测仪等防控物质。

3. 强化人员培训 加强客运场站消毒、通风等操作规程和疫情防控措施的培训,提升一线从业人员疫情防控和应急处置能力。

4. 提高人员风险防范意识 可通过在客运场站的醒目位置采用滚动播放视频或张贴宣传材料等方式,加强工作人员和乘客对新发呼吸道传染病感染的风险防范意识。

5. 做好乘客信息登记 对乘坐三类以上客运班线和客运包车、实行实名制管理的客运船舶、飞机等出行的乘客,相关交通运输经营者应当通过购票环节申报和扫描二维码网上申报等方式,采集乘客身份证件类型及号码、联系电话等信息。

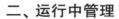

二、运行中管理

（一）安全管理

1. 体温检测　应当在客运场站入口处设置专人对所有人进行体温检测，体温正常方可进入。

2. 佩戴口罩　所有员工佩戴口罩上岗。提醒乘客佩戴口罩，不戴口罩的乘客，拒绝进入客运场站。

3. 管控分流　合理组织运力，通过售票等措施控制乘客数量。

4. 方便洗手　应确保客运场站公共卫生间内洗手设施运行正常，并配备洗手液（或肥皂）和速干手消毒剂；有条件时可配备感应式水龙头和手消毒设施。

5. 餐饮服务　客运场站内尽量减少餐饮服务，饮具、餐具建议采用一次性用品，避免交叉感染。

6. 应急区域　设立应急区域，当出现疑似或确诊病例时，可在该区域进行暂时隔离。

（二）环境卫生要求

1. 加强通风换气　加强客运场站的通风换气频次，气温适宜时可以采取开门、开窗的方式。

2. 保持清洁卫生　应保持客运场站内的整洁卫生，并做好清洁消毒记录。打扫卫生时要注意采用湿式作业，防止扬尘。

3. 垃圾处理　垃圾应及时收集，做到日产日清。垃圾暂存处周围应保持清洁，做好清洁和消毒。

4. 公共卫生间　公共卫生间应及时清扫保洁，做到无积污、无蝇蛆、无异味。

（三）清洁消毒

1. 预防性消毒　日常情况下，应保持客运场站环境整洁卫生，并采取预防性消毒措施；对内部物体表面（如门把手、座椅扶手等），采用有效氯浓度为250~500mg/L的含氯消毒剂进行喷洒或擦拭，也可用有效的消毒湿巾擦拭；座椅套等纺织物应保持清洁，并定期洗涤、消毒处理。

2. 呕吐物消毒　当公共交通工具上出现人员呕吐时，应立即采用含氯消毒剂或消毒干巾覆盖消毒,清除呕吐物后,再使用消毒剂进行物体表面消毒处理。

(四) 应急处置

当有疑似或确诊病例出现时,在专业人员指导下,有肉眼可见污染物时应先清除污染物再消毒;无肉眼可见污染物可用有效氯浓度为 1 000mg/L 的含氯消毒剂或有效氯浓度为 500mg/L 的二氧化氯消毒剂擦拭或喷洒消毒。地面消毒先由外向内喷洒一次,喷药量为 $100 \sim 300ml/m^2$,待室内消毒完毕后,再由内向外重复喷洒一次。消毒作用时间应不少于 30 分钟。

三、个人防护

1. 日常防护 建议工作人员佩戴医用外科口罩(或其他更高级别的口罩)和手套;一次性使用手套不可重复使用,其他重复使用手套需每天清洗消毒。

2. 加强手卫生 工作人员可用洗手液(或肥皂)流水洗手或使用速干手消毒剂;接触可疑污染物时,应用立即洗手。

3. 出现疫情时防护 当有疑似或确诊病例出现时,应及时上报并在专业人员指导下进行个人防护。

4. 其他防护措施 有条件时可佩戴护目镜。

(李 莉 著,王先良 审)

参 考 文 献

[1] 中华人民共和国国家质量监督检验检疫总局,中国国家标准化管理委员会. 城市公共交通发展水平评价指标体系:GB/T35654—2017[S]. 北京:中国标准出版社,2018.

[2] 李鹏,谭璐,李林云,等. 机舱空气环境耐药基因及耐药细菌的污染特征研究[J]. 生态毒理学报,2019,14(3):130-138.

[3] 中华人民共和国国家质量监督检验检疫总局,中国国家标准化管理委员会. 含氯消毒剂卫生要求:GB/T36758—2018[S]. 北京:中国标准出版社,2018.

[4] 中华人民共和国卫生部,中国国家标准化管理委员会. 普通物体表面消毒剂的卫生要求:GB27952—2011[S]. 北京:中国标准出版社,2012.

第二节 公共交通运输工具防护与消毒

在新发呼吸道传染病流行期间,交通运输行业面临的疫情防控和保通保畅运工作任务更加繁重,有序做好返程人员运输组织工作对恢复生产生活秩序、保障经济社会正常运转以及做好全社会疫情防控工作均具有十分重要的意义。

本节指南从卫生健康角度对航空、铁路、地铁、公交、长途车、出租车、船舶等交通运输工具的运行管理、人员要求及卫生防护等方面提出了技术要求,目的是降低新发呼吸道传染病流行对交通运输行业的影响和人员的健康风险。

一、铁路

1. 通过售票控制乘客数量,尽可能安排乘客隔位、分散就坐。通过售票系统控制每趟列车的乘车人数,可从源头落实每位乘客间隔分散就坐,从而加大每位乘客之间的距离,减少病毒通过呼吸道飞沫和接触传播的机会。

2. 在火车站增加体温测量设备,对进出站乘客进行体温检测,高于37.3℃的乘客应在应急区域进行暂时隔离,再按照其他相关规范要求进行处理。

3. 增加候车室和旅客列车卫生间等公用设施清洗消毒频次,有条件时配备速干手消毒剂、感应式手消毒设施。在乘客公共区域增加消毒频次,配备速干手消毒剂可降低乘客感染的风险。

4. 旅客列车载客前应对车厢进行清洁消毒。座椅套等纺织物应保持清洁,并定期洗涤、消毒处理。在乘客公共区域和公共设施增加消毒频次,保持公共区域设施的清洁可降低乘客感染的风险。

5. 保障候车室和旅客列车车厢空调系统正常,以最大新风量运行。通过加大空气流通量,可降低病毒在密闭空间内的浓度,降低感染风险。

6. 乘客、乘务员佩戴口罩,乘客保持安静、减少交流,打喷嚏时用纸巾遮住口鼻,或采用肘臂遮挡等。人员正确佩戴口罩,减少交谈,注意咳嗽礼仪,可有效降低病毒通过呼吸道飞沫传播的风险。

7. 旅客列车宜配备手持体温检测仪、在适当位置设立应急区域,临时隔离出现发热、干呕等症状乘客。在列车上设置应急处置区域及相应的检测设备，可用于隔离疑似症状的乘客，降低其他乘客感染的风险。

8. 旅客列车宜配备消毒剂；乘客呕吐时，采用消毒剂对呕吐物进行覆盖消毒，清除呕吐物并使用消毒剂进行物体表面消毒处理。列车配备消毒剂，可尽快对呕吐物进行表面消毒处理，同时还可作为列车日常消毒的后备保障。

9. 在车站电子屏、旅客列车车厢通过滚动电子屏和广播等开展卫生防护知识宣传。通过多种宣传途径，可以加强旅客对防疫工作的认识和重视程度，让更多的人能够从思想上更加重视防疫工作，同时还可以学会基本的防护方法和技能。

二、道路客运

1. 合理组织运力，通过售票、包车团组人数限制，控制乘客数量，尽可能安排乘客隔位、分散就坐。

2. 在汽车客运站增加体温测量设备，对进出站乘客进行体温检测，具备条件的汽车客运站设置应急区域，高于 37.3℃ 的乘客应在应急区域进行暂时隔离，再按照其他相关规范要求进行处理。

3. 增加车站公用设施和公共区域的消毒频次，卫生间和洗手池配备消毒液。

4. 车辆每次出行载客前应对车厢进行清洁消毒。座椅套等纺织物应保持清洁，并定期洗涤、消毒处理。

5. 在自然气温、行驶速度等条件允许的情况下，尽量关闭车内空调，开窗通风。若使用空调系统，应增加清洗消毒频次。适当提高进入服务区停车休息的频次，对客车进行通风换气。车辆在行驶时开窗通风，可通过空气流动降低病毒在车厢内的浓度，如因温度条件等限制在行驶时需要使用车辆空调系统，增加空调的清洗消毒频次并通过进入服务区休息对客车通风换气的手段，也可降低病毒在车厢内的浓度。

6. 乘客、乘务员和驾驶员佩戴口罩，乘客保持安静、减少交流，打喷嚏时用纸巾遮住口鼻，或采用肘臂遮挡等。

7. 三类以上客运班线客车和客运包车宜配备手持体温检测仪，将车厢后两排设置为应急区域，使用简易窗帘（盖布）遮挡，临时隔离出现发热、干呕等

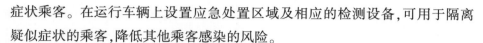

症状乘客。在运行车辆上设置应急处置区域及相应的检测设备,可用于隔离疑似症状的乘客,降低其他乘客感染的风险。

8. 三类以上客运班线客车和客运包车宜配备消毒剂;乘客呕吐时,采用消毒剂对呕吐物进行覆盖消毒,清除呕吐物再使用消毒剂进行物体表面消毒处理。

9. 在汽车客运站和客运车辆上通过广播、视频、海报等开展卫生防护知识宣传。

三、水路客运

1. 合理组织运力,通过售票控制乘客数量,尽可能安排乘客隔位、分散就坐。

2. 在客运码头增加体温测量设备,对进出站乘客进行体温检测,具备条件的客运码头设置应急区域,高于37.3℃的乘客应在应急区域进行暂时隔离,再按照其他相关规范要求进行处理。

3. 客运码头增加公用设施和公共区域的消毒频次,卫生间和洗手池配备消毒液,保持排风系统正常运行,定期对座椅等公用设施消毒。

4. 有条件的船舶内部咨询台或服务台配备速干手消毒剂;船舶每次出行载客前应对船舱、驾驶台等重要场所表面进行清洁消毒。座椅套等纺织物应保持清洁,并定期洗涤、消毒处理。

5. 船舶行驶过程中,应使用最大通风量;气温适合的,建议船舱开窗通风,保持室内空气流通。

6. 乘客、船舶工作人员佩戴口罩,乘客保持安静、减少交流,打喷嚏时用纸巾遮住口鼻,或采用肘臂遮挡等。

7. 优化服务流程,简化餐食供应。通过简化餐食供应,尽量供应一次性包装简餐,可减少乘客接触公共餐具的频次,降低病毒通过公共餐具传播的机会。

8. 船舶宜配备手持体温检测仪、在适当位置设立应急区域,临时隔离出现发热、干呕等症状乘客。

9. 船舶宜配备消毒剂;乘客呕吐时,采用消毒剂对呕吐物进行覆盖消毒,清除呕吐物再使用消毒剂进行物体表面消毒处理。

10. 在客运码头和船舶上通过广播、视频、海报等开展卫生防护知识宣传。

四、民航

1. 条件允许时,在乘客值机时,安排乘客隔位、分散就坐。

2. 在机场增加体温测量设备,对进出港乘客进行体温检测,高于 37.3℃ 的乘客应在应急区域进行暂时隔离,再按照其他相关规范要求进行处理。

3. 值机柜台配备手消物品。在值机柜台配备速干手消毒剂,可有效减少柜台值机人员工作人员接触病毒的机会。

4. 增加客舱乘客经常接触的客舱内物体表面、盥洗室等公用设施擦拭清洁消毒频次。座椅套等纺织物应保持清洁,并定期洗涤、消毒处理。

5. 检修保障候机厅和机舱空调系统正常,加强通风。航空器飞行过程中,在保障安全的前提下,加强通风;地面运行期间,使用辅助动力装置(APU)系统的气源进行通气。通过加大空气流通,使用 APU 系统为机舱内提供外部空气,可减少病毒在密闭空间内的浓度,降低感染风险。

6. 客舱乘务员佩戴口罩,可携带含醇类消毒湿巾。乘客佩戴口罩,保持安静、减少交流,打喷嚏时用纸巾遮住口鼻,或采用肘臂遮挡等。

7. 通过控制登机时间减少乘客在客舱等待时间。优化服务流程,简化餐食供应。

通过降低公共区域等待时间,简化餐食供应,尽量供应一次性包装简餐,可减少乘客接触公共餐具的频次,降低病毒通过公共餐具传播的风险。

8. 机舱宜配备手持体温检测仪,在后舱设置应急区域,临时隔离出现发热、干呕等症状乘客。条件允许时,对发热乘客原座位周围前后左右排的乘客配发口罩,并禁止各舱位间人员流动。在机舱设置应急处置区域及相应的检测设备,可用于隔离疑似症状的乘客,降低其他乘客感染的风险。同时,因机舱内乘客不便调换座位,如出现发热乘客,为其周围乘客配发口罩可最大程度上对乘机旅客的健康提供保障。

9. 对乘客呕吐等状况,必要时使用机载防疫包,按程序进行操作。

机舱内配备防疫包或者一次性呕吐物处理包,可尽快对呕吐物进行表面消毒处理。

10. 通过候站楼电子屏、航空器客舱和座椅后面液晶屏等开展卫生防护知识宣传。

五、城市公共汽电车

1. 根据客流情况,合理组织运力,降低车厢拥挤度。

2. 在自然气温、行驶速度等条件允许的情况下,尽量关闭车内空调,开窗通风。若使用空调系统,应增加清洗消毒频次。车辆在行驶时开窗通风,可通过自然空气流动减少病毒在密闭空间内的浓度,降低感染风险。如因温度条件等限制在行驶时需要使用车辆空调系统,增加空调的清洗消毒频次减少病毒浓度

3. 车辆每次出行载客前应对车厢进行清洁消毒。

4. 乘客、乘务员和驾驶员佩戴口罩,乘客保持安静、减少交流,打喷嚏时用纸巾遮住口鼻,或采用肘臂遮挡等。

5. 车辆宜配备消毒剂;乘客呕吐时,采用消毒剂对呕吐物进行覆盖消毒,清除呕吐物再使用消毒剂进行物体表面消毒处理。

6. 在车厢通过广播、视频、海报等开展卫生防护知识宣传。

六、城市轨道交通

1. 根据客流情况,合理组织运力,降低车厢拥挤度。

2. 在城市轨道交通站增加体温测量设备,对进站乘客进行体温检测,高于37.3℃的乘客应在应急区域进行暂时隔离,再按照其他相关规范要求进行处理。

3. 增加城市轨道交通站公用设施和公共区域的消毒频次,卫生间和洗手池配备消毒液。站厅卫生间等公用设施配备速干手消毒剂,有条件时可配备感应式手消毒设施。

4. 列车每次出行载客前应对车厢进行清洁消毒。

5. 加强设备巡检,保障站台和列车车厢通风系统正常运行。

6. 乘客、与乘客接触的城市轨道交通运营服务人员佩戴口罩,乘客保持安静、减少交流,打喷嚏时用纸巾遮住口鼻,或采用肘臂遮挡等。

7. 城市轨道交通站宜配备消毒剂,站内或到站列车上的乘客呕吐时,采用消毒剂对呕吐物进行覆盖消毒,清除呕吐物再使用消毒剂进行物体表面消毒处理。

8. 在城市轨道交通站厅和列车车厢通过广播、视频、海报等开展卫生防护知识宣传。

七、出租汽车

1. 车辆每日出行载客前应对车辆内部进行清洁消毒。在车辆内部增加消毒频次,保持出租车内部的清洁可降低乘客感染的风险。

2. 司机携带含醇类消毒湿巾,增加车门把手等部位的清洗消毒频次。运营人员配备便捷的消毒工具,增加对门把手等重点部位的消毒清洗频次,可降低乘客感染的风险。

3. 在自然气温、行驶速度等条件允许的情况下,尽量关闭车内空调,开窗通风。

4. 司机佩戴口罩,提醒车上的乘客佩戴口罩并减少交流,打喷嚏时用纸巾遮住口鼻,或采用肘臂遮挡等。

5. 车辆宜配备消毒剂;乘客呕吐时,采用消毒剂对呕吐物进行覆盖消毒,清除呕吐物再使用消毒剂进行物体表面消毒处理。

6. 通过车载广播、汽车座椅背面张贴宣传海报或提示性标语等方式开展卫生防护知识宣传。

（闫　旭　张　剑　著,潘力军　审）

第九章

建筑工地卫生防护与消毒

随着城市化进程的加快,大量农村劳动力进入城市。外来务工流动人员大部分为建筑工地农民工。建筑工地农民工来源复杂、流动性大,居住密集、卫生设施简陋,加之文化程度不高,卫生意识淡薄、卫生防病意识较差,极易造成传染病的发生与扩散。本章指南可指导建筑工地卫生防护和消毒工作的有序开展,切实维护建筑从业人员生命安全和身体健康。

一、范围

本章指南适用于新发呼吸道传染病流行期间,建筑工地现场的防控,包括生活区、办公区、施工现场的管理要求、从业人员个人防护和综合保障等措施。

二、管理要求

(一)明确单位防控责任

各单位主要负责人是疫情防控第一责任人,要建立单位内部疫情防控组织体系,明确疫情防控应急措施和处置流程,把防控责任落实到部门和个人。

(二)加强进出人员登记管理

生活区、办公区、施工现场应减少出入口数量,并配备门岗监控人员,对进入人员进行体温检测、登记,核对人员情况,尽量减少非本单位人员进入,确因工作需要,应检测体温,并询问来源地、工作单位、接触疫情发生地区人员等情况,符合要求方可进入。对于远郊、空旷等非封闭的区域,应配备保安,建立场区 24 小时巡逻制度,杜绝非作业人员进出。快递邮件在门岗由专人负责接收,消毒后交予本人。

（三）做好人员健康管理

建立人员健康档案,安排专人对所有项目人员进行身体状况巡查,每天早晚进行不少于两次的体温监测,并作好记录。发现体温异常者,要先行隔离、立即上报。减少不必要的外出,确因工作需要外出的人员,必须安排自有车辆,外出返回后,要做好外出路径、交通方式、接触人员等记录。

（四）设立外联专用场所

对外业务联络在专用场所内进行。对于管片吊装运输等外联较多的场所,要建立严格的管理措施,在指定地点进行消毒。进出车辆司乘人员原则上不下车,单据交接采取防护措施。供应商的物资供应采用"点到点"模式,工地接收点应固定,接收和卸车人员应固定。延伸指导供应商从出发点至接收点的防疫措施,供应商所用人员、设备等满足防疫要求。

（五）严格按照标准要求设置宿舍

员工集体宿舍原则上每间不超过 6 人,人均不少于 2.5m²,分班组安排居住,按照网格化管理要求建立室长制,减少宿舍间人员聚集和流动。

（六）保持室内通风换气

保持室内空气流通,采取切实可行的措施加强空气流通。在气温状况允许的情况下,可开门开窗。每日开窗 2~3 次,每次时间为 20~30 分钟,同时注意保暖,避免室温改变引起儿童着凉感冒。

（七）保障洗手等设施正常运行

切实保障建筑工地饮水安全。并设置洗手设备,洗手、喷淋设施应保持正常运行。

（八）食堂用餐管理

食堂采购人员、作业人员、服务人员应分开不交叉,岗前或作业前应做测温等必备健康检查。食堂外出采购要索票索证,严禁擅自从外部订餐。适当延长食堂供餐时间,取消集中就餐,采用错时分散用餐和送餐制。所有员工采用自带餐具,并严格消毒。食堂设置密闭式泔水桶,并及时清理。食堂不得采购来历不明的食物,应到规范超市购买冷冻、冰鲜产品,不购买野生动物或未经检验检疫的畜禽生鲜肉品,不得违规宰杀、处置家禽和野生动物;加工食物时注意生、熟分开,畜禽肉、蛋类务必煮熟煮透。食物应保证新鲜、清洁、卫生。

（九）加强健康宣教和心理疏导

在现场醒目位置张贴疫情防控宣传教育图片和科普知识宣传资料，营造良好的疫情防控氛围。要加强心理疏导，及时解释政策和辟谣，保证施工人员的身心健康，并保留文字记录。

三、卫生清理和消毒

1. 建立清洁消毒管理制度，由专人全面负责清洁消毒工作，包括消毒产品的管理、组织实施、工作监督等。

2. 施工区域的密闭空间、生活区和办公区的宿舍、办公室、厕所、盥洗区域、食堂、会议室、文体活动室等重点区域应勤开窗、常通风，保持卫生清洁，专职卫生员应每天进行不少于两次的消毒，并做好记录。

3. 对经常接触的物体表面，可用有效氯浓度为 $250\sim500mg/L$ 的含氯消毒剂进行喷洒或擦拭，也可采用消毒湿巾进行擦拭。公共厕所的卫生洁具可用有效氯浓度为 $500mg/L$ 的含氯消毒剂浸泡或擦拭消毒，作用 30 分钟后，清水冲洗干净，晾干待用。

4. 加强食品加工工具及餐（饮）具的消毒，餐（饮）具应做到"一人一具一用一消毒"。食品加工工具和餐（饮）具去残渣、清洗后，煮沸或流通蒸汽消毒15 分钟；或采用热力消毒柜等消毒方式；或采用有效氯浓度为 $250mg/L$ 的含氯消毒剂，浸泡消毒 30 分钟，消毒后应将残留消毒剂冲洗干净。

5. 公共卫生间、洗浴间清洁消毒。对建筑工地内公共卫生间、洗浴间（更衣室、洗浴室）的卫生洁具每日消毒，可用有效氯浓度为 $500mg/L$ 的含氯消毒剂浸泡或擦拭，作用 30 分钟后，清水冲洗待用。

6. 现场不乱扔垃圾，各场所均应配备防疫废品回收桶，废弃口罩等防疫物品统一回收，按当地政府要求集中处理。其他生活垃圾定点集中收集，及时处理。加强污水处理、沟渠及下水道疏通等工作，严禁随地吐痰、乱扔垃圾。加强垃圾桶等垃圾盛装容器的清洁，可用有效氯浓度为 $500mg/L$ 的含氯消毒剂定期对其进行消毒处理。

7. 当有疑似或确诊病例出现时，在专业人员指导下进行消毒处理。

四、从业人员卫生防护

1. 上班途中应佩戴医用口罩，建议步行或骑车前往施工现场，如统一乘车,要分批次、分时段、分开乘坐,乘车时不要面对面说话。

2. 进入施工现场人员也应按要求佩戴口罩、手套。

3. 加强手卫生措施,工作人员随时进行手卫生。洗手或使用速干手消毒剂,有肉眼可见污染物时,应用洗手液(或肥皂)在流水下洗手。不确定手是否清洁时,避免用手接触口、鼻、眼。

4. 当咳嗽、打喷嚏时,应该尽量避开人群,用纸巾或手绢捂住口鼻。同时不要用双手遮盖,避免粘上病菌。若情急之下找不到纸巾或者手绢,可以用手肘衣袖内侧来捂住口鼻,使用后的纸巾,应该丢到垃圾桶里。

5. 控制施工现场不同作业队伍人员流动,减少人员聚集,原则上"一人一机",轮流使用的,要做好消毒处理。

6. 下班后应避免外出,休息期间严禁工地聚餐、打牌、玩麻将等集聚性活动。

7. 室内禁止吸烟,吸烟人员应在指定且通风的地方吸烟,限制同时吸烟人数,吸烟人员尽量保持 1m 以上距离。

8. 保持工作服清洁,定期洗涤。

9. 注意身体状况,当出现发热、咳嗽等症状时,要及时按规定去定点医院就医,前往医院路上和医院内应全程佩戴口罩。

五、综合保障

(一)物资保障

应储备口罩、体温表、体温检测仪、速干手消毒剂、含氯消毒剂、消毒湿巾等消毒产品和个人防护物资,定期核查必需的防护用品库存量和核算近期使用量,并建立稳定的供货渠道。口罩应储备满足现场总人数 3~5 天以上使用的数量,消杀用品按需消毒场所使用量计算,满足 3~5 天所需。

(二)应急机制

建立应急处理制度,一旦发现有与新发传染病疑似症状的疑似病例,须立即实施有效隔离,封闭相关区域并消毒,立即报告当地疾病预防控制部门,按相关规范要求安排人员就近就医。

(叶 丹 著,潘力军 审)

参 考 文 献

[1] 吕建华,王艳颖,李剑. 大兴区 42 家建筑工地食堂卫生现状与管理对策[J]. 海峡预防

医学杂志,2002(4):72.

[2] 中国疾病预防控制中心新型冠状病毒肺炎应急响应机制重点场所防护与消毒技术组. 新型冠状病毒肺炎疫情期间会议定点宾馆卫生防护指南[J]. 中华预防医学杂志, 2020,54(4):E009.

[3] 中国疾病预防控制中心新型冠状病毒肺炎应急响应机制重点场所防护与消毒技术组. 新型冠状病毒肺炎疫情期间重点场所防护与消毒技术和要求[J]. 中华预防医学杂志,2020,54:E008. DOI:10. 3760/cma. j. cn112150-20200217-00131.

第十章 ●●●

养老机构卫生防护与消毒

养老机构内老年人数量集中,且老年人多患有高血压、糖尿病等基础性疾病,是新发呼吸道传染病防控的重点场所。本章指南规定新发呼吸道传染病疫情期间养老机构内环境与设施的清洁消毒和对个人防护的要求。

一、管理要求

(一)明确防控责任

明确养老机构负责人是疫情防控第一责任人。养老机构建立疫情应急预案,成立疫情应对组织,规定疫情处置措施和流程,落实防控责任到人。

(二)落实健康监测

对养老机构中的老年人和工作人员进行健康监测,每日实行晨检和晚检,工作人员出现体温异常或咳嗽、乏力等异常症状者不得上岗,对出现上述症状的老年人实施隔离观察。

(三)加强人员进出管理

疫情期间严格控制无关人员进入,限制探视人员数量和探视频次,对进入养老机构的人员进行体温检测,登记人员信息,确认后放行。

(四)加强环境卫生整治

加强养老机构内环境卫生清洁频次,严格执行垃圾分类投放,及时清运垃圾。

(五)加强健康宣教和心理疏导

通过张贴宣传画、播放宣传视频等方式对防疫知识进行宣传。工作人员注意老年人心理变化,对出现异常的老年人及时进行心理疏导。

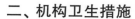

二、机构卫生措施

（一）加强通风换气

根据居室、活动室、食堂等房屋建筑结构、布局和当地气候条件,采取切实可行的措施加强空气流通,首选自然通风方式,合理使用空调。在气温适合和天气晴朗的条件下,可开门开窗,使室内空气流通。每天开窗 2~3 次,每次时间 20~30 分钟,同时注意老年人保暖,避免感冒。

（二）规范垃圾处理

加强一般垃圾、餐厨垃圾和口罩等垃圾分类收集,每日专人定时进行清运。

（三）做好清洁与消毒

1. 做好物体表面和地面清洁消毒 对高频接触的公用物体表面(如电梯间按钮、扶手、门把手等),用有效氯浓度为 250~500mg/L 的含氯消毒剂进行擦拭;地面可使用有效氯浓度为 250~500mg/L 的含氯消毒剂进行拖拭。

2. 呕吐物处理 呕吐物应当用一次性吸水材料加足量消毒液或有效的消毒干巾进行覆盖消毒,清除呕吐物后,再使用季铵盐类消毒剂或含氯消毒剂对污染表面进行消毒处理。

3. 餐(饮)具清洁消毒 餐(饮)具去残渣、清洗后,煮沸或流通蒸汽消毒 15 分钟,或采用热力消毒柜等消毒方式,或采用有效氯浓度为 250mg/L 的含氯消毒剂浸泡消毒 30 分钟后用清水冲洗干净。

4. 纺织品的清洁消毒 对衣服、被褥、床单等纺织物洗涤和消毒,可用流通蒸汽或煮沸消毒 30 分钟,或先用有效氯浓度为 500mg/L 的含氯消毒剂浸泡 30 分钟后常规清洗。

5. 公共卫生间清洁消毒 增加公共卫生间卫生洁具、门把手等清洁消毒频次,卫生洁具可用抹布蘸取有效氯浓度为 500mg/L 的含氯消毒剂进行擦拭消毒。

6. 加强垃圾桶等垃圾盛装容器的清洁,定期对其进行消毒,可用有效氯浓度为 250~500mg/L 的含氯消毒剂进行喷洒或擦拭,也可采用消毒湿巾进行擦拭。

三、个人防护

(一) 工作人员防护

1. 合理使用防护装备　工作人员穿工作服,佩戴医用外科口罩(或其他更高级别的口罩),携带含醇类消毒湿巾。

2. 加强手卫生　工作人员随时进行手卫生,采用洗手或使用速干手消毒剂,有肉眼可见污染物时,应在流水下洗手。

(二) 老年人个人防护

1. 合理使用防护用品　老年人室外活动时或在与其他人近距离接触情况下,应佩戴口罩。

2. 减少聚集　老年人减少不必要的聚会、聚餐等群体性活动。不安排集中用餐,采用错峰就餐制,建议在各自房间内用餐。

3. 加强手卫生　老年人从室外活动返回、咳嗽手捂之后、饭前便后及时进行手卫生,用洗手液(或香皂)在流水下洗手,或者使用含酒精成分的速干手消毒剂。

四、疫情应对

1. 老年人出现发热、干咳、乏力、鼻塞、流涕、咽痛、腹泻等可疑症状时,不排除有流行病学史的,应当立即执行隔离观察,并及时送医疗机构排查。

2. 被确诊为疑似病例或确诊病例的,应当立即送定点医疗机构就诊;养老机构须及时向相关部门报告,在当地卫生健康、民政部门指导下对密切接触者(接触的其他老年人及工作人员等)开展排查,实施居家或集中隔离一个最长潜伏期隔离观察;机构开展全面消杀、规范处置个人物品等相关工作。

3. 在医疗机构就诊后返回养老机构的老年人和陪同工作人员,应当居家或集中隔离一个最长潜伏期,无异常后方可入住和工作。老年人治愈后需返回养老机构的,应当居家或集中隔离一个最长潜伏期,无异常后方可入住。

(赵康峰　著,应波　审)

参 考 文 献

[1] 中华人民共和国卫生部. 消毒技术规范(2002 年版)[S]. 2002.

[2] 中华人民共和国卫生部,中国国家标准化管理委员会. 普通物体表面消毒剂的卫生要

求:GB 27952—2011[S]. 2011.

[3] 薛广波. 公共场所消毒技术规范(第2版)[S]. 北京:中国标准出版社,2010.

[4] 中华人民共和国国家卫生和计划生育委员会. 医院医用织物洗涤消毒技术规范:
　　WS/T 508—2016[S]. 2017.

[5] 中华人民共和国住房和城乡建设部,中华人民共和国国家质量监督检验检疫总局. 民
　　用建筑供暖通风与空气调节设计规范:GB 50736—2012[S]. 2012.

[6] 中华人民共和国国家质量监督检验检疫总局,中国国家标准化管理委员会. 疫源地消
　　毒总则:GB 19193—2015[S]. 2015.

第十一章 ●●●

监狱卫生防护与消毒

监狱是一个相对密闭的环境,并且服刑人员处于集体群居的生活状态,人群密集,易发生呼吸道传染病。但是,监狱内人员来源复杂,服刑人员文化素质普遍低下,对呼吸道传染病的认识有限,特别是对新发呼吸道传染病更为陌生,这些都增加了在监狱中开展卫生防护工作的难度。为了做好监狱的卫生防护,应严格防范病原从外界输入,及时发现疫情,迅速采取措施将疫情控制在最小范围。本章指南提出在新发呼吸道传染病流行期间,监狱运行管理、环境卫生、清洁消毒、个人防护、疫情应对措施等方面的卫生防护和消毒要求。

一、监狱卫生管理

1. 建立健康监测制度 设专人负责对监狱内干警、工作人员和服刑人员进行每日健康情况监测。对进入单位的人员进行体温测量,出现发热、咳嗽等症状的人员,禁止进入单位,并立即指导及时就医。有班车的单位,设专人负责对上车人员进行体温测量,发热症状者禁止乘坐班车。

2. 采取全封闭管理 禁止人员探视,减少干警和工作人员的进出,限制监狱内人员流动,生活必需品可以采用送货上门的方式。新入狱人员应当集中隔离一个最长潜伏期,无异常后方可入狱。刑满释放人员应当集中隔离一个最长潜伏期,无异常后方可出狱。

3. 防控物资储备 预估并调配必要的药物和防护物资,如口罩、防护服、护目镜、消毒工具、消毒剂等,以满足疫情防控需要。配合疾病预防控制机构规范开展病例流行病学调查和密切接触者的隔离观察,追踪管理。

4. 加强防控知识培训 结合健康培训教育、警示告知等制度,组织开展多种形式的新发呼吸道疾病防控知识培训和宣传教育,提高干警、工作人员和服刑人员的自我防护意识和能力。

5. 鼓励开展心理健康服务　了解受到疫情影响人员的心理健康状况,疏解在严峻疫情下的焦虑恐惧情绪。

6. 设立隔离观察区域　当干警、工作人员或服刑人员出现发热、乏力、干咳等可疑症状时,及时到该区域进行暂时隔离,再按照相关规范要求进行处理。

二、预防性卫生措施

(一)清洁与消毒

做好监管区和行政办公区物体表面的清洁消毒。保持环境整洁卫生,定期消毒并做好清洁消毒记录。加强场所、餐(饮)具定期消毒。对高频接触的物体表面,可用含氯消毒剂进行喷洒或擦拭,或采用消毒湿巾擦拭。配备速干手消毒剂。

1. 物体表面清洁消毒　保持地面的整洁卫生。使用含氯消毒剂(有效氯浓度为 250~500mg/L)湿式拖布拖拭。发现呕吐物时,应当立即使用一次性吸水材料加足量消毒剂(如含氯消毒剂)或有效的消毒干巾对呕吐物进行覆盖消毒。清除呕吐物后,使用季铵盐类消毒剂或含氯消毒剂进行物体表面消毒处理。

2. 空调通风系统　定期对空调进风口、出风口消毒,采用有效氯浓度为 500mg/L 的含氯消毒剂擦拭。加强对风机盘管的凝结水盘、冷却水的清洁消毒。空调通风系统的清洗消毒按照《公共场所集中空调通风系统清洗消毒规范》(WS/T 396)进行。

3. 公共卫生间

(1)卫生间应当保持清洁和干爽,空气流通,提供洗手液(或肥皂),并保证水龙头等设施正常使用。

(2)增加卫生间的巡查频次,视情况增加消毒次数。

(3)洗手盆、淋浴等排水管道要勤冲洗,确保下水道 U 形管的水封隔离效果。

(4)对公共台面、洗手池、门把手、马桶按键等物体表面进行消毒,用有效氯浓度为 500mg/L 的含氯消毒剂进行喷洒或擦拭,30 分钟后用清水擦拭干净。

4. 学习用房、文体活动用房、技能培训用房、劳动改造用房及其他服务用房

(1)保持环境清洁,建议每日通风 2~3 次,每次 20~30 分钟,通风时注意保暖。

(2)处于单人环境下的人员原则上可以不佩戴口罩。

(3)处于多人聚集环境下的人员应当佩戴口罩,人与人之间保持至少 1m 的距离。

(4)进入服务用房前洗手消毒。

(5)尽量减少集体活动,控制集体活动时间,集体活动时间过长时,开窗通风 1 次。

(6)活动结束后场地、家具须进行消毒。

5. 厨房与餐厅(监管区)、食堂与餐厅(行政办公区)

(1)保持空气流通,以清洁为主,预防性消毒为辅。

(2)采取有效的分流措施,鼓励错峰用餐,避免人员密集和聚餐活动。

(3)餐厅每日消毒 3 次,早、中、晚各 1 次。

加强餐(饮)具的清洁消毒,餐(饮)具应当做到"一人一具一用一消毒"。餐(饮)具去残渣、清洗后,可煮沸或流通蒸汽消毒 15 分钟;或采用热力消毒柜等消毒方式;或采用有效氯浓度为 250mg/L 的含氯消毒剂浸泡 30 分钟,消毒后应当将残留消毒剂冲洗干净。

(4)生食和熟食的盛放容器和加工制作工具应分开放置。

(二)其他措施

1. 通风换气 加强监管区和行政办公区的通风换气,保持室内空气流通。在气温状况允许的情况下首选开窗自然通风,每天早、中、晚开窗各 1 次,每次通风时间 20~30 分钟。

2. 人员管理 应当采取错峰放风和休息,尽可能避免或减少人员聚集和集体活动。

3. 卫生防护设施 确保工作场所内洗手、洗脸、喷淋设施运行正常。

4. 垃圾处理 加强垃圾分类收集,及时清运。增加垃圾桶等垃圾盛装容

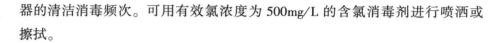

器的清洁消毒频次。可用有效氯浓度为 500mg/L 的含氯消毒剂进行喷洒或擦拭。

三、个人防护

(一) 干警、工作人员

1. 干警、工作人员正确佩戴口罩,加强手卫生措施,随时进行手卫生。洗手或使用速干手消毒剂,有肉眼可见污染物时,应当用洗手液(或肥皂)在流水下洗手。

2. 打喷嚏和咳嗽时应当用纸巾或手肘部位(不是双手)遮蔽口鼻,将打喷嚏和咳嗽时使用过的纸巾放入有盖的垃圾桶内,打喷嚏和咳嗽后应当用洗手液(或肥皂)彻底清洗双手。

3. 与监狱内其他干警和工作人员减少交流,必须交流时不得摘下口罩,并保持一定距离。

4. 在岗期间注意身体状况,当出现发热、咳嗽等症状时,要及时按规定去定点医院就医,尽量避免乘坐公交、地铁等公共交通工具,前往医院路上和医院内应当全程佩戴口罩。

(二) 服刑人员

1. 服刑人员应当佩戴口罩,加强手卫生,养成勤洗手的习惯。

2. 打喷嚏和咳嗽时应当用手肘部位(不是双手)遮蔽口鼻,避免喷向其他服刑人员,打喷嚏和咳嗽后应当用洗手液(或肥皂)彻底清洗双手。

3. 服刑人员放风或休息时应当佩戴口罩,减少与其他服刑人员直接接触,条件允许时,尽量与他人保持一定距离。

4. 服刑期间注意身体状况,当出现发热、咳嗽等症状时,要及时向干警汇报,并在干警监护下就医排查。

四、疫情应对

(一) 发现病例监狱

1. 症状筛查　对接触确诊病例的干警、工作人员和服刑人员进行症状筛查,发现有发热、咳嗽、气促等症状之一者,登记异常症状者名单。对异常症状的干警、工作人员和服刑人员进行 CT 检查,有肺部磨玻璃样变化或斑片样变化的,进行临床诊断和实验室病原学诊断。

2. 疏散服刑人员　将密切接触者尽快分流到其他羁押场所,阻断传染途径,减少交叉感染风险,切实落实隔离要求。加强对流转人员的症状监测,异常者转回本部监狱。

3. 建立病人区、隔离区、隔离观察区和一般区域,配发一次性口罩,每天每人 2 只,加强防护。

4. 抽调监狱行政和后勤等人员组建干警后备队。

5. 重点防控措施

(1)加强通风、正确戴口罩、勤洗手、减少不必要的人员流动和接触、加强日常消毒。

(2)监舍开窗,并去掉塑料薄膜通风。行政办公区可采用电风扇机械通风。在监管区现有水龙头旁边配发洗手液(或肥皂),增强洗手效果。如果实在无法洗手,可用 75% 乙醇擦拭双手。

(3)由专业人员负责对病例曾经居住过的场所进行终末消毒。

(二) 疫情扩散监狱

1. 人员筛查

(1)症状筛查　尽快组织开展针对全体干警、工作人员和服刑人员的症状筛查,有发热、咳嗽、气促等症状之一者,登记异常症状者名单。

(2)CT 筛查和病原学监测　对异常症状的干警、工作人员和服刑人员进行 CT 检查,有肺部磨玻璃样变化或斑片样变化的,进行临床诊断和实验室病原学诊断。

2. 分区管理

在行政办公区和监管区,按以下四类人员情况分别进行分区管理:

(1)待转诊的重症和普通病例区;

(2)轻型确诊病例(咽拭子核酸检测阳性,肺部 CT 无明显异常)隔离区;

(3)疑似病例、异常症状者(发热、咳嗽、气促之一者)隔离观察区。密切接触者在隔离观察区进行医学观察;

(4)无症状者。服刑人员可在现有监号和监管区。

现有其他疾病患者的诊疗区,要与上述隔离区分隔,避免交叉感染。

3. 不具备隔离、诊疗条件的监狱,应当及时将重症病例转入重症定点救治医院,确诊病例和疑似病例转入定点收治医院,并加强就诊期间监管。

4. 终末消毒　由专业人员负责对病例曾经居住过的场所进行终末消毒。

（王　姣　著,潘力军　审）

参 考 文 献

[1] 国务院应对新型冠状病毒肺炎疫情联防联控机制.关于印发新冠肺炎流行期间办公场所和公共场所空调通风系统运行管理指南的通知[Z].2020.

[2] 中华人民共和国卫生部.公共场所集中空调通风系统清洗消毒规范:WS/T 396-2012[S].北京:中国标准出版社,2012.

第十二章 ●●●

福利院卫生防护与消毒

儿童福利院是一个性质特殊的单位,承担着孤弃儿童的收养管护和医疗康复的职责。儿童免疫系统发育尚不完全,是新发呼吸道传染病的易感人群。如何减少或杜绝传染病的发生,避免对这些身心已经受到创伤的儿童造成进一步的伤害,是儿童福利院面临的一个严峻和迫切的问题。本章指南从福利院的卫生管理、预防性卫生措施、个人防护及防控措施等方面对儿童福利院的卫生防护和消毒提出了技术要求。

一、卫生管理

1. 落实主体责任 儿童福利院负责人是疫情防控第一责任人,建立防控制度,组织院内护理人员、医务人员、后勤人员等工作人员制定应急方案,做好相关人员的信息采集工作。

2. 建立健康监测制度 安排专人对福利院中的工作人员和儿童进行体温监测,每日实行晨检和晚检,体温异常者或有咳嗽、乏力等症状的人员应当及时就医排查,做到"早发现、早报告、早隔离、早治疗"。

3. 加强防控知识宣教 用健康提示、张贴宣传画、视频播放等多种方式(不可聚集性学习),加强新发呼吸道传染病防治知识的科学宣传普及,引导儿童充分了解新发呼吸道传染病防治知识,学会正确的洗手方法,养成良好的卫生习惯。

4. 建立进出人员登记制度 在新发呼吸道传染病流行期间,尽可能减少不必要人员的访视。所有人员进入福利院前进行体温检测,异常者不得入内。减少后勤采购人员等物资采购频次,尽量采取送货上门等方式。

5. 发挥医务室的作用 注意配备相关药物、各类防护用品和消毒物资,如

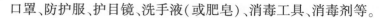

口罩、防护服、护目镜、洗手液(或肥皂)、消毒工具、消毒剂等。

6. 鼓励开展心理健康服务　了解受疫情影响工作人员的心理健康状况,疏解焦虑恐惧情绪。

7. 合理控制人员密度　充分利用福利院内空间,合理控制居住房间、食堂或餐厅、澡堂、公共活动区等场所内工作人员和儿童数量,人与人之间保持 1m 以上距离。

二、预防性卫生措施

1. 通风换气　保持室内空气流通,采取切实可行的措施加强空气流通。在气温状况允许的情况下,可开门开窗。每日开窗 2~3 次,每次 30 分钟,同时注意保暖,避免室温改变引起儿童着凉感冒。

2. 清洁消毒

(1)做好物体表面和地面清洁消毒:保持室内各区域环境整洁卫生,每天定期消毒,并做好清洁消毒记录。对日常高频接触的物体表面,可用有效氯浓度为 250~500mg/L 的含氯消毒剂擦拭。保持地面整洁卫生,可用有效氯浓度为 250~500mg/L 的含氯消毒剂湿式拖布拖拭。

(2)呕吐物处理:当发现呕吐物时,应当立即用一次性吸水材料加足量消毒液或有效的消毒干巾对呕吐物进行覆盖消毒,清除呕吐物后,再使用季铵盐类消毒剂或含氯消毒剂进行物体表面消毒处理。

(3)餐(饮)具清洁消毒:餐(饮)具去残渣、清洗后,煮沸或流通蒸汽消毒 15 分钟;或采用热力消毒柜等消毒方式;或采用有效氯浓度为 250mg/L 的含氯消毒剂,浸泡消毒 30 分钟,消毒后应当将残留消毒剂冲洗干净。

(4)纺织品的清洁消毒:保持衣服、被褥、床单等纺织物清洁,定期洗涤。如需消毒处理,可用流通蒸汽或煮沸消毒 30 分钟,或先用有效氯浓度为 500mg/L 的含氯消毒剂浸泡 30 分钟,然后常规清洗。

(5)公共卫生间、洗浴间清洁消毒:对福利院内公共卫生间、洗浴间(更衣室、洗浴室)的卫生洁具每日消毒,可用有效氯浓度为 500mg/L 的含氯消毒剂浸泡或擦拭,作用 30 分钟后,清水冲洗待用。

3. 餐厅和食堂防护

(1)保持空气流通,以清洁为主,预防性消毒为辅。

(2)采取有效的分流措施,鼓励错峰用餐,保持 1m 以上距离,避免人员密集和聚餐活动。

(3)餐厅每日消毒 3 次,餐桌椅使用后进行消毒。餐(饮)具应做到"一人一用一消毒"。

三、个人防护

1. 工作人员个人防护

(1)加强手卫生:工作人员在上岗期间应当经常洗手,或用有效的速干手消毒剂揉搓双手。有肉眼可见污染物时,应当使用洗手液(或肥皂)在流水下洗手。在工作中避免用手或手套触碰眼睛。

(2)佩戴口罩:护理人员应当佩戴防护口罩,在护理儿童和婴幼儿的时候不得摘下口罩。

(3)保持良好卫生习惯:不要对着儿童和婴幼儿打喷嚏、呼气。如果咳嗽和打喷嚏时,要用纸巾捂住口鼻,如果来不及就用手肘捂住口鼻。先丢弃捂住口鼻的纸巾,再洗手。

2. 儿童个人防护

(1)尽量佩戴口罩:引导儿童在集体活动时正确佩戴口罩。

(2)儿童出现以下情况必须洗手:吃东西前、上厕所后、从户外进入室内、玩玩具前后、玩耍后、擤鼻涕后、打喷嚏用手遮掩口鼻后、手弄脏后等。

(3)打喷嚏和咳嗽时应当用纸巾或手肘部位遮蔽口鼻,将打喷嚏和咳嗽时使用过的纸巾放入有盖的垃圾桶内,打喷嚏和咳嗽后应当用洗手液(或肥皂)彻底清洗双手。

3. 婴幼儿的卫生防护　婴幼儿主要是以被动防护为主,即靠护理人员的防护来间接保护婴幼儿。

四、防控措施

(一) 一般措施

1. 设立隔离观察区域　当工作人员、儿童出现发热、乏力、干咳等可疑症状时,及时到该区域进行暂时隔离,再按照相关规范要求进行处理。

2. 加强健康监测　工作人员应当注意自身健康状况监测,福利院应当合

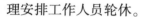

理安排工作人员轮休。

3. 加强室外环境整治 加强对院内公共区域清扫力度,彻底清除院内以及角落散落的堆积物和垃圾,做到日产日清,卫生无死角。

4. 加强物体表面清洁消毒 应当保持居住房间、食堂或餐厅、澡堂、公共活动区等场所环境卫生整洁,每日定期消毒并记录。

5. 加强重点场所地面清洁消毒 应当加强居住房间、食堂或餐厅、澡堂、公共活动区等场所地面的清洁,每日定期消毒并记录。可使用有效氯浓度为500mg/L 的含氯消毒剂擦拭消毒。

6. 加强垃圾分类管理,及时收集清运,并做好垃圾盛装容器的清洁,可用有效氯浓度为 500mg/L 的含氯消毒剂定期对其进行消毒处理。

(二)发现病例

1. 工作人员和儿童出现新发呼吸道疾病可疑症状(包括发热、干咳、乏力、鼻塞、流涕、咽痛、腹泻等),不排除有流行病学史的,应当立即在隔离区执行隔离观察。

2. 被确诊为疑似病例或确诊病例的,应当立即送定点医疗机构就诊;福利机构须及时向相关部门报告,在当地卫生健康、民政部门指导下对密切接触者开展排查,居家或集中隔离一个最长潜伏期;开展全面消毒、规范处置个人物品等相关工作。

3. 在医疗机构就诊后返回福利机构的儿童及陪同人员,应当居家或集中隔离一个最长潜伏期,无异常后方可入住和工作。

(王 姣 著,潘力军 审)

第十三章 ●●●

医疗机构消毒技术

近年来,新发呼吸道传染病如 SARS、H1N1、MERS、新冠肺炎等的暴发给公共卫生带来了巨大的挑战。由于呼吸道传染病可通过近距离飞沫、接触等方式传播,医疗机构做好防控非常重要。为做好院内感染控制,医疗机构应注意环境卫生和通风换气,做好物体表面清洁消毒,各部门要密切协作,确保消毒隔离和防护措施落实到位。

一、管理要求

1. 制定应急预案和工作流程　医疗机构应当根据新发呼吸道传染病的病原学特点,结合传染源、传播途径、易感人群和本院诊疗条件等,建立预警机制,制定应急预案和科学的、可操作的消毒灭菌工作流程。

2. 加强医务人员及消毒、灭菌工作人员的培训,应掌握消毒与灭菌的基本知识和职业防护技能,熟悉消毒产品性能,具备基本的检验技能。

3. 加强对消毒工作的检查与监测,及时总结分析与反馈。

4. 做好清洁消毒管理　按照《医院空气净化管理规范》,加强诊疗环境的通风,有条件的医疗机构可进行空气消毒,也可配备循环风空气消毒设备。严格执行《医疗机构消毒技术规范》,做好诊疗环境、医疗器械、病例用物等的清洁消毒,严格病例呼吸道分泌物、排泄物、呕吐物的处理,严格终末消毒。

5. 做好防护工作　医疗机构应该为从事诊疗器械、器具和物品清洗、消毒与灭菌工作的医务人员提供相应的防护用品,保障医务人员的职业安全。

6. 加强医疗废物管理　将新发呼吸道传染病感染确诊或疑似病例产生的医疗废物,纳入感染性医疗废物管理,严格按照《医疗废物管理条例》和《医疗卫生机构医疗废物管理办法》有关规定,进行规范处置。

二、消毒措施

(一)消毒原则

1. 医疗机构要做好随时消毒和终末消毒　病例居住过的场所如隔离病房(区)、医学观察场所等环境和物体表面,病例用过的一般诊疗用品,如体温表、听诊器、血压计袖带,病例排出的污染物及其污染的物品,应做好随时消毒,消毒方法参见终末消毒。

2. 病例隔离的场所等的室内空气,有人条件下,不建议喷洒消毒,可采取排风(包括自然通风和机械排风)措施,保持室内空气流通。每日通风 2~3次,每次 20~30 分钟。

3. 有条件的医疗机构应将病例安置到负压隔离病房,疑似病例应进行单间隔离,确诊病例可多人安置于同一房间。非负压隔离病房应通风良好,可采取排风(包括自然通风和机械排风),也可采用循环风空气消毒机进行空气消毒。无人条件下还可用紫外线对空气进行消毒,用紫外线消毒时,可适当延长照射时间至 1 小时以上。医护人员和陪护人员在诊疗、护理工作结束前后应注意手卫生。

4. 医疗机构应尽量选择一次性诊疗用品,非一次性诊疗用品应首选压力蒸汽灭菌,不耐热物品可选择化学消毒剂或低温灭菌设备进行消毒或灭菌。环境物体表面可选择含氯消毒剂、二氧化氯等消毒剂擦拭、喷洒或浸泡消毒。手、皮肤建议选择有效的消毒剂如速干手消毒剂、碘伏和过氧化氢消毒剂等手皮肤消毒剂擦拭消毒。室内空气消毒可选择过氧乙酸、二氧化氯、过氧化氢等消毒剂喷雾消毒。所用消毒产品应符合国家卫生健康部门管理要求。

(二)不同对象的消毒方法

1. 室内空气　医疗机构可根据实际情况采取适宜的空气消毒方法。

(1)通风:开窗通风,加强空气流通,并根据气候条件适时调节;或安装通风设备,加强通风。

（2）有条件的医疗机构可建立负压病房。

（3）使用合法有效的循环风空气消毒机。

（4）终末消毒时，参照《医疗机构空气净化管理规范》（WS/T 368—2012），在无人条件下宜选用过氧乙酸、二氧化氯、过氧化氢等消毒剂，采用超低容量喷雾法进行消毒。

2. 污染物（病例血液、分泌物和呕吐物）　少量污染物可用一次性吸水材料（如纱布、抹布等）蘸取有效氯浓度为 5 000~10 000mg/L 的含氯消毒剂（或能达到高水平消毒的消毒湿巾/干巾）小心移除。大量污染物应使用含吸水成分的消毒粉或漂白粉完全覆盖，或能达到高水平消毒的消毒干巾，或用一次性吸水材料完全覆盖后用足量的有效氯浓度为 5 000~10 000mg/L 的含氯消毒剂浇在吸水材料上，作用 30 分钟以上，小心清除干净。清除过程中避免接触污染物，清理的污染物按医疗废物集中处置。病例的分泌物、呕吐物等应有专门容器收集，用有效氯浓度为 20 000mg/L 的含氯消毒剂，按物、药比例为 1∶2 浸泡消毒 2 小时。清除污染物后，应对污染的环境物体表面进行消毒。盛放污染物的容器可用有效氯浓度为 5 000mg/L 的含氯消毒剂溶液浸泡消毒 30 分钟，然后清洗干净。

3. 粪便和污水　具有独立化粪池时，在进入市政排水管网前需进行消毒处理，消毒后污水微生物指标应当符合《医疗机构水污染物排放标准》（GB 18466—2005）。无独立化粪池时，使用专门容器收集排泄物，消毒处理后排放。用有效氯浓度为 20 000mg/L 的含氯消毒剂，按粪、药比例为 1∶2 浸泡消毒 2 小时；若有大量稀释排泄物，应用含有效氯 70%~80%漂白粉精干粉，按粪、药比例为 20∶1 加药后充分搅匀，消毒 2 小时。

4. 地面、墙壁　有肉眼可见污染物时，应先完全清除污染物再消毒。无肉眼可见污染物时，可用有效氯浓度为 1 000mg/L 的含氯消毒剂或有效氯浓度为 500mg/L 的二氧化氯消毒剂擦拭或喷洒消毒。地面消毒先由外向内喷洒一次，喷药量为 100~300ml/m²，待室内消毒完毕后，再由内向外重复喷洒一次。消毒作用时间应不少于 30 分钟。

5. 物体表面　诊疗设施设备表面以及床围栏、床头柜、家具、门把手、家居用品等有肉眼可见污染物时，应先完全清除污染物再消毒。无肉眼可见污染物时，用有效氯浓度为 1 000mg/L 的含氯消毒剂或有效氯浓度为

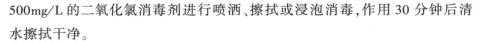

500mg/L 的二氧化氯消毒剂进行喷洒、擦拭或浸泡消毒,作用 30 分钟后清水擦拭干净。

6. 衣服、被褥等纺织品 在收集时应避免产生气溶胶,建议均按医疗废物集中处理。无肉眼可见污染物时,若需重复使用,可用流通蒸汽或煮沸消毒 30 分钟;或先用有效氯浓度为 500mg/L 的含氯消毒剂浸泡 30 分钟,然后按常规清洗;或采用水溶性包装袋盛装后直接投入洗衣机中,同时进行洗涤消毒 30 分钟,并保持 500mg/L 的有效氯浓度;贵重衣物可选用环氧乙烷方法进行消毒处理。

7. 手卫生 参与现场工作的所有人员均应加强手卫生措施,可选含醇速干手消毒剂或醇类复配速干手消毒剂,或直接用 75%乙醇进行擦拭消毒;醇类过敏者,可选择季铵盐类等有效的非醇类手消毒剂;特殊条件下,也可使用 3%过氧化氢消毒剂、0.5%碘伏或 0.05%含氯消毒剂等擦拭或浸泡双手,并适当延长消毒作用时间。有肉眼可见污染物时应先使用洗手液(或肥皂)在流水下洗手,然后按上述方法消毒。

8. 皮肤、黏膜 皮肤被污染物污染时,应立即清除污染物,然后用一次性吸水材料蘸取 0.5%碘伏消毒液或过氧化氢消毒剂擦拭消毒 3 分钟以上,使用清水清洗干净;黏膜应用大量生理盐水冲洗或 0.05%碘伏冲洗消毒。

9. 餐(饮)具 餐(饮)具清除食物残渣后,煮沸消毒 30 分钟,也可用有效氯浓度为 500mg/L 含氯消毒液浸泡 30 分钟后,再用清水洗净。

10. 救护车辆 救护车运送病例时应开窗通风,保持空气流通;救护车上应配备速干手消毒剂,医护人员做好手卫生。病例离车后,车内物体表面和运送病例的工具使用后应及时进行消毒。先进行污染情况评估,无肉眼可见污染物用有效氯浓度为 1 000mg/L 的含氯消毒剂或有效氯浓度为 500mg/L 的二氧化氯消毒剂进行喷洒或擦拭消毒,作用 30 分钟后清水擦拭干净,或使用有效的消毒湿巾擦拭消毒。有可见污染物时先使用一次性吸水材料蘸取有效氯浓度为 5 000~10 000mg/L 的含氯消毒剂(或能达到高水平消毒的消毒湿巾/干巾)完全清除污染物,然后用有效氯浓度为 1 000mg/L 的含氯消毒剂或有效氯浓度为 500mg/L 的二氧化氯消毒剂进行喷洒或擦拭消毒,作用 30 分钟后清水擦拭干净,或使用有效的消毒湿巾擦拭消毒。车内空气,无人条件下,可用紫外线灯照射 1 小时。

11. 病例生活垃圾 按医疗废物处理。

12. 医疗废物 医疗废物的处置应遵循《医疗废物管理条例》和《医疗卫生机构医疗废物管理办法》的要求,规范使用双层黄色医疗废物收集袋封装后按照常规处置流程进行处置。

13. 医疗器械的消毒灭菌 尽量使用一次性医疗器械,使用后按医疗废物处理。复用医疗器械的清洗消毒灭菌,按照《医院消毒供应中心 第 1 部分:管理规范》(WS 310. 1—2016)、《医院消毒供应中心 第 2 部分:清洗消毒及灭菌技术操作规范》(WS 310. 2—2016)和《医院消毒供应中心 第 3 部分:清洗消毒及灭菌效果监测标准》(WS 310. 3—2016)这三个规范进行操作。

14. 尸体处理 病例死亡后,要尽量减少移动和搬运尸体,应由经培训的工作人员在严密防护下及时进行处理。用有效氯浓度为 3 000~5 000mg/L 的含氯消毒剂或 0.5% 过氧乙酸棉球或纱布填塞患者口、鼻、耳、肛门、气管切开处等所有开放通道或创口;用浸有消毒液的双层布单包裹尸体,装入双层尸体袋中,由民政部门派专用车辆直接送至指定地点尽快火化。

(孙惠惠 著,李 涛 审)

参 考 文 献

[1] Fauci A S.Emerging and reemerging infectious diseases:the perpetual challenge[J].Acad Med,2005,80(12):1079-1085.

[2] 国务院应对新型冠状病毒肺炎疫情联防联控机制发〔2020〕28 号.关于依法科学精准做好新发呼吸道传染病疫情防控工作的通知[Z].2020.

[3] 中国国家标准化管理委员会.医院消毒卫生标准:GB15982—2012[S].北京:中国标准出版社,2012.

[4] 中华人民共和国卫生部.医疗机构空气净化管理规范:WS/T 368—2012[S].北京:中国质检出版社,2012.

[5] 中华人民共和国国家质量监督检验检疫总局,中国国家标准化管理委员会.疫源地消毒总则:GB19193—2015[S].北京:中国标准出版社,2015.

[6] 中华人民共和国质量监督检验检疫总局.疫源地消毒剂卫生要求:GB27953—2011[S].

北京:中国质检出版社,2011.

[7] 中华人民共和国质量监督检验检疫总局.普通物体表面消毒剂的卫生要求:GB 27952—2011[S].北京:中国质检出版社,2011.

[8] 中国国家标准化管理委员会.手消毒剂卫生要求:GB 27950—2011[S].北京:中国标准出版社,2011.

第十四章 ●●●●

临时特殊场所卫生防护与消毒

第一节 轻症患者隔离治疗点

为应对新发呼吸道传染病疫情,可利用暂时闲置的公共、商用设施,如室内体育场馆、大型展览中心等,改建为轻症患者隔离治疗点。为了支持室内体育场馆等大型公共场所改建为轻症患者隔离治疗点的应急需求,参照《传染病医院建筑设计规范》(GB 50894—2014)编制了本节指南,旨在指导轻症患者隔离治疗点(以体育场馆为例)开展预防性卫生防护措施。

一、场所要求

(一)功能分区

1. 体育场馆总体按照"三区"(污染区、半污染区、清洁区)、"两通道"(污染通道和清洁通道)进行分区运行使用。污染区包括轻症病例接受诊疗的区域,如病室、处置室、污物间及病例入院出院处理室等。清洁区包括更衣室、配膳室、值班室及库房等。半污染区指位于清洁区与污染区之间、有可能被病例血液、体液等污染病毒的区域,包括医务人员的办公室、治疗室、护士站、病例用后的物品、医疗器械等处理室、内走廊等。

2. 各区域应设置明显标识或隔离带,病床区应做好床位分区、男女分区。床位之间宜间隔 1.2m 以上。

3. 在医院外围设置显著危险标识或隔离带。尽量避开高密度居民区、幼儿园、小学校等城市人群密集活动区。确实无法避开的下风向少数附近居民可以考虑暂时搬离。

（二）供水

每个病区应单独设置饮用水供水点,供水点应足额提供冷水、开水。生活用水水质应符合《生活饮用水卫生标准》(GB 5749—2006)的要求。

（三）通风换气

1. 污染区和半污染区应以自然通风和(或)机械通风为主,集中空调通风系统应开启空气净化消毒装置。清洁区等小空间可采取机械通风方式或自然通风。

2. 污染区和半污染区集中空调系统应使用空气净化消毒装置。有条件时空调机组可设置亚高效过滤器以上等级的洁净空调系统;可在回风过滤器、表冷器附近安装紫外线消毒灯。

（四）物表消毒

污染区消毒按照传染病医院要求进行。厕所、走廊地面、病例接触到的生活物品用具等可参照《疫源地消毒总则》(GB 19193—2015)进行消毒。公共桌椅、公共门窗把手、公共卫生间及洗手池等公共用品用具物体表面消毒,可用有效氯浓度为 500mg/L 的含氯消毒剂擦拭消毒。

（五）污水处理

1. 排水管应用不收缩、不燃烧、不起尘材料密封;排水管上的通气管口可设高效过滤器或其他可靠的消毒设备,同时应使通气口四周的通风良好。排水管上的通气管口不得接入空调通风系统的排风管道。

2. 污水废水应进行集中消毒处理;医院空调冷凝水应分区集中收集,随各区污废水集中处理。污水参照《疫源地消毒总则》(GB 19193—2015)、《医院污水处理技术指南》(环发〔2003〕197 号)要求进行处理。

（六）厕所卫生

1. 病例使用临时厕所时,需走专用密闭通道;优先选用泡沫封堵型移动厕所。厕所数量按照男厕 20 人/蹲位、女厕 10 人/蹲位配置,可依据病例实际需求适当增加。厕所位置应该在体育场下风向并尽量远离餐饮区和供水点。

2. 临时厕所中的病例粪便等排泄物需要进行投药消毒或集中无害化处理。安排专人投药消毒,每日两次。

3. 固定厕所:体育场馆内外的固定厕所仅供身体健康的医务工作人员使用。

4. 所有厕所粪便均需按照传染病医院要求严格管理,严禁直接外排。

(七)医疗垃圾

各病区单元设置使用医疗废弃物垃圾袋并加盖的专用垃圾桶。生活垃圾放置在专用垃圾桶内并每日清理。清理前用有效氯浓度为 500~1 000mg/L 的含氯消毒液喷洒或浇洒垃圾至完全湿润,作用 30 分钟后送往专门储存医疗废物的房间,待集中收运处置。

二、个人卫生防护

(一)加强个人防护

所有工作人员,包括医护人员、消毒技术人员和后勤人员等应当按照标准防护和加强防护的原则,根据其传播途径采取飞沫隔离、空气隔离和接触隔离。应按规定配备一次性工作帽、一次性外科口罩、防护眼镜(防雾型)、工作服(白大褂)、防护服、一次性乳胶手套、橡胶手套(消毒人员增配)、一次性鞋套、长筒胶鞋(消毒人员增配)和全面型呼吸防护器或正压式头套等。

(二)加强手卫生

工作人员接触病例前后应当依据《医务人员手卫生规范》(WS/T 313—2019)及时正确进行手卫生。摘下防护手套后要勤洗手,也可用速干手消毒剂。洗手时严格按《医务人员手卫生规范》规定的"七步洗手法"执行。有肉眼可见污染物时,应使用洗手液(或肥皂)在流水下洗手。

(三)非工作需要应减少交流和聚集

工作人员减少聚集性活动,如聚集会议、培训学习、聚餐等,并保持至少1m 的安全距离。

(四)病例禁止近距离接触

病例下床活动时尽量保持至少 1m 的距离,降低其他交叉感染风险。

三、服务管理

1. 加强环境卫生管理。确保做好全环节消毒工作,为相关消毒操作人员配备防护服、手套、面罩、护目镜、防毒面具以及急救用品。

2. 保持食堂卫生,避免供应凉菜。操作台、各种物表及地面每日应进行常规清洁,并用有效氯浓度为 1 000mg/L 含氯消毒液消毒。餐具要严格执行"一

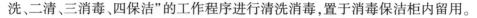

洗、二清、三消毒、四保洁"的工作程序进行清洗消毒,置于消毒保洁柜内留用。

3. 地面防滑。体育场内需注意患者防滑;若场所内均未做防滑处理,应铺设临时防滑地垫。

(李　莉　著,王先良　审)

参 考 文 献

[1] 中华人民共和国住房和城乡建设部,中华人民共和国国家质量监督检验检疫总局.传染病医院建筑设计规范:GB 50894—2014[S].北京:中国计划出版社,2015.

[2] 中华人民共和国卫生部,中国国家标准化管理委员会.生活饮用水卫生标准:GB 5749—2006[S].北京:中国标准出版社,2007.

[3] 中华人民共和国国家质量监督检验检疫总局,中国国家标准化管理委员会.疫源地消毒总则:GB 19193—2015[S].北京:中国标准出版社,2015.

[4] 国家环境保护总局,国家质量监督检验检疫总局.医疗机构水污染物排放标准:GB 18466—2005[S].北京:中国环境科学出版社,2005.

[5] 国家卫生健康委员会.医务人员手卫生规范:WS/T313—2019[J].中华医院感染学杂志,2020,5:796-800.

第二节　疑似患者隔离治疗点

新发呼吸道传染病暴发时(如 SARS、新冠肺炎等),民营医疗机构(包括民营社区卫生服务中心)可能被临时征用,以收治、隔离疑似患者。由于民营医疗机构(包括民营社区卫生服务中心)无法达到传染病医院的各项指标要求,需对其进行改造并重新制定相关流程,本节指南为可能接收新发呼吸道传染病疑似病例的民营医疗机构(包括民营社区卫生服务中心)等临时场所的消毒和卫生防护提出建议。

一、基本原则

1. 三区两通道,民营医疗机构应根据《医院隔离技术规范》,将院内划分出"三区两通道",即清洁区、潜在污染区、污染区以及医务人员通道、病例通道。清洁区包括医务人员值班室、储物间、男女更衣室、浴室、卫生间等,潜在污染区包括医务人员办公室、治疗室、护士站、病例使用后物品及医疗器械处理室及走廊,污染区包括病房、处置室、污物间、病例入院及出院处理室等。

2. 由于院内接纳的疑似病例未最终确诊,故为避免交叉感染,在确诊前须单间隔离,且无特殊情况不应离开房间;房间内以有独立卫生间为宜。

二、场所要求

(一) 通风

开窗通风(下风向要有隔离区),加强空气流通,并根据气候条件适时调节,或安装排风设备,加强排风;有条件时可安装循环风空气消毒机。

宜使用独立空调,并隔一段时间进行开窗通风(至少半小时以上),可24小时打开房内卫生间排风扇,保证室内空气有序排放。

(二) 污水和粪便的处理

应当具有独立化粪池。

具有独立化粪池时,在进入市政排水管网前需进行消毒处理,消毒后污水微生物指标应当符合《医疗机构水污染物排放标准》(GB 18466—2005)。如无独立化粪池,则用专门容器收集排泄物,用含有效氯 70%~80% 的漂白粉精干粉按粪、药比例为 20∶1 加药后充分搅匀,作用 2 小时后排放。

(三) 就餐制度

病例就餐实行送餐制,由工作人员送餐至病房门口。

三、消毒措施

(一) 诊疗用品

应尽量选择一次性诊疗用品,非一次性诊疗用品应首选压力蒸汽灭菌,不耐热物品可选择化学消毒剂或低温灭菌设备进行消毒和灭菌。

(二) 物体表面消毒

台面、地面、门把手、电话机、开关、热水壶、洗手盆、坐便器等日常可能接触使用的物品表面,用有效氯浓度为 500~1 000mg/L 的含氯消毒剂擦拭,消毒30 分钟后用清水洗净;每天至少一次。

(三) 污染物(血液、呕吐物、排泄物、分泌物)消毒

少量污染物(<10ml)按照先清理后消毒的原则,使用一次性吸水材料(如纱布、抹布等)蘸取有效氯浓度为 5 000~10 000mg/L 的含氯消毒剂(或能达到

高水平消毒的消毒湿巾)小心移除,再用有效氯浓度为 1 000mg/L 的含氯消毒剂进行喷洒、擦拭或浸泡消毒,作用 30 分钟后清水擦拭干净;大量污染物按照先无害化再清理消毒的原则,使用一次性吸水材料完全覆盖后用足量的有效氯浓度为 5 000~10 000mg/L 含氯消毒剂浇在吸水材料上消毒作用 30 分钟以上再小心清除干净,清除过程中避免接触污染物,清理的污染物按医疗废物集中处置,最后用有效氯浓度为 1 000mg/L 的含氯消毒液进行喷洒、擦拭或浸泡消毒,作用 30 分钟后清水擦拭干净。

(四)垃圾处置

病例生活垃圾应统一收集,按医疗废物处理。医疗废物的处置应当遵循《医疗废物管理条例》和《医疗卫生机构医疗废物管理办法》要求,规范使用双层黄色医疗废物收集袋封装后按照常规处置流程进行处置。

(五)餐(饮)具

院内应尽量提供一次性餐盒,若无此条件,公共使用的餐(饮)具应严格做到"一人一具一用一消毒";餐(饮)具清除食物残渣后,煮沸消毒 30 分钟,也可用有效氯浓度为 500mg/L 的含氯消毒剂浸泡 30 分钟后,再用清水洗净。

(六)手卫生

所有人员均应加强手卫生措施,可选用含醇速干手消毒剂或醇类复配速干手消毒剂,或直接用 75%乙醇进行擦拭消毒;醇类过敏者,可选择季铵盐类等有效的非醇类手消毒剂;特殊条件下,也可使用 3%过氧化氢消毒剂、0.5%碘伏或 0.05%含氯消毒剂等擦拭或浸泡双手,并适当延长消毒作用时间。有肉眼可见污染物时应先使用洗手液(或肥皂)在流水下洗手,然后按上述方法消毒。

(七)皮肤、黏膜

皮肤被污染物污染时,应立即清除污染物,再用一次性吸水材料蘸取 0.5%碘伏或过氧化氢消毒剂擦拭消毒 3 分钟以上,使用清水清洗干净;黏膜应用大量生理盐水冲洗或 0.05%碘伏冲洗消毒。

(八)终末消毒

病例在出院、转移或死亡后应对其可能污染的物品及场所进行终末消毒,终末消毒程序参照《疫源地消毒总则》(GB 19193—2015)。

四、个人防护

所有开展流行病学调查人员、病区工作人员及参与患者转运、环境清洁消毒等相关工作的人员均应使用个人防护装备;为避免交叉感染,患者在接触院内工作人员或前往公共区域前也应做好个人防护。

（一）流行病学调查人员

进入潜在污染区及污染区前,建议穿戴工作服、一次性工作帽、一次性手套、医用一次性防护服、医用防护口罩、防护面屏或护目镜、工作鞋或胶靴、防水靴套等。

（二）病区工作人员

进入潜在污染区及污染区前,建议穿戴工作服、一次性工作帽、一次性手套、医用一次性防护服、医用防护口罩或动力送风过滤式呼吸器、防护面屏或护目镜、工作鞋或胶靴、防水靴套等。

（三）环境清洁人员

工作前建议穿戴工作服、一次性工作帽、一次性手套和长袖加厚橡胶手套、医用一次性防护服、医用防护口罩、防护面屏或护目镜、工作鞋或胶靴、防水靴套、防水围裙或防水隔离衣等。环境清洁人员若使用动力送风过滤式呼吸器时,根据消毒剂种类选配尘毒组合的滤毒盒或滤毒罐,做好消毒剂等化学品的防护;清洁顺序应从相对清洁区域向污染严重区域进行。

（四）患者

接触院内工作人员或前往公共区域时,建议佩戴医用外科口罩或更高防护级别的口罩;注意个人卫生,做好手卫生;避免与其他患者接触。

（五）注意事项

手套使用前应做气密性检查,使用过程中如发现破损应及时更换;佩戴口罩前同样应做气密性检查,穿戴多个防护用品时,确保口罩最后摘除;在面部有被患者血液、体液、分泌物、排泄物及气溶胶等污染的风险时,口罩应搭配防护面屏或护目镜使用。医用防护口罩短缺时,可选用符合 N95/KN95 及以上标准颗粒物防护口罩替代,也可选用自吸过滤式呼吸器(全面型或半面型)配防颗粒物的滤棉,动力送风过滤式呼吸器的防护效果更佳。

（梁　辰　著,沈　瑾　审）

参考文献

[1] 中华人民共和国卫生部.医院隔离技术规范:WS 311—2009[S].北京:中国标准出版社,2009.

[2] 中华人民共和国卫生部.医院空气净化管理规范:WS/T 368—2012[S].北京:中国标准出版社,2012.

[3] 中华人民共和国国家质量监督检验检疫总局,中国国家标准化管理委员会.疫源地消毒总则:GB 19193—2015[S].北京:中国标准出版社,2015.

[4] 中华人民共和国卫生部,中国国家标准化管理委员会.疫源地消毒剂卫生要求:GB 27953—2011[S].北京:中国标准出版社,2011.

[5] 国家市场监督管理总局,中国国家标准化管理委员会.含氯消毒剂卫生要求:GB 36758—2018[S].北京:中国标准出版社,2018.

[6] 中华人民共和国卫生部,中国国家标准化管理委员会.速干手消毒剂卫生要求:GB 27950—2011[S].北京:中国标准出版社,2011.

[7] 中华人民共和国卫生部,中国国家标准化管理委员会.乙醇消毒剂卫生标准:GB/T 26373—2010[S].北京:中国标准出版社,2011.

[8] 中华人民共和国卫生部,中国国家标准化管理委员会.黏膜消毒剂通用要求:GB 27954—2011[S].北京:中国标准出版社,2011.

[9] 国家质量监督检验检疫总局,中国国家标准化管理委员会.医院消毒卫生标准:GB 15982—2012[S].北京:中国标准出版社,2012.

[10] 国家环境保护总局,原国家质量监督检验检疫总局.医疗机构水污染物排放标准:GB 18466—2005[S].北京:中国标准出版社,2005.

[11] 国务院应对新型冠状病毒感染的肺炎疫情联防联控机制.不同人群预防新型冠状病毒感染口罩选择与使用技术指引[Z].2020.

第三节　密切接触者隔离点

新发呼吸道传染流行时,为有效控制传染源,需要对密切接触者实行医学观察,本节指南将以宾馆为例,对密切接触者隔离点提出卫生防护要求。

一、范围

本章指南适用于新发呼吸道传染病疫情期间,宾馆改造为密切接触者隔离场所的卫生防护要求,包括场所要求、个人卫生防护和管理要求。

二、场所要求

(一) 选址要求

1. 用于改造为密切接触者集中隔离的宾馆(包括宾馆饭店、培训中心、疗养院等)宜为多层独栋建筑。应远离中小学校以及幼儿和老年人聚集的建筑及场所,与其他邻近建筑有安全的卫生防护距离。

2. 选址应避开城市人口稠密区(如学校、住宅区、商业中心等),建议选择郊区宾馆。

(二) 供水

宾馆生活给水系统宜在供水设备处预留应急加氯消毒剂投加设备,保证生活给水余氯,必要时,可以提高氯消毒剂含量,增强消毒灭菌效果。生活饮用水水质应符合《生活饮用水卫生标准》(GB 5749—2006)的要求。

(三) 污、废水处理

1. 宾馆客房面盆下宜有存水弯。卫生间地漏应有水封。

2. 集中空调系统的冷凝水应分区集中收集,分体空调的冷凝水宜集中收集或排到卫生间地漏。

(四) 空调通风系统

1. 室外新风口与排风口应保持一定的间距,新风口应避开冷却塔、热泵排风的污染。

2. 当空调系统为风机盘管加新风系统时,新风系统应按最大新风量全天运行,同时各房间排风不间断运行;房间应合理开窗通风。

3. 当空调系统为全空气空调系统时,应关闭回风阀,采用全新风运行,室内温度达不到要求时可降低送风量,有条件时可提高供水温度。

4. 没有新风系统又不能开窗通风换气的房间,应停止使用。

5. 系统运行前,清洗或更换空气过滤器;清洗空调加热(表冷)盘管,对空调风管进行消毒灭菌处理。系统运行中,空气过滤器等应不定期进行清洗和消毒灭菌,空调房间内的送、回风口应经常擦拭,室内机(含风机盘管)应定期进行清洗、消毒,空调器凝结水水盘应保持清洁。有条件时系统上应加装低阻中效过滤器,并进行压差监测。

三、个人卫生防护

（一）工作人员防护

1. 在岗期间应穿工作服,佩戴口罩。应保持工作服清洁,定期洗涤、消毒。可煮沸消毒 30 分钟,或先用有效氯浓度为 500mg/L 的含氯消毒剂浸泡 30 分钟,然后常规清洗。

2. 工作期间减少交流和聚集。

3. 加强手卫生措施,工作人员随时进行手卫生。洗手或使用速干手消毒剂,有肉眼可见污染物时,应用洗手液(或肥皂)在流水下洗手。

4. 在岗期间注意身体状况,当出现发热、咳嗽等症状时,要及时按规定去定点医院就医,前往医院路上和医院内应全程佩戴口罩。

（二）密切接触者个人防护

尽量减少接触公共物品和设施,喷嚏、咳嗽手捂之后用洗手液(或香皂)在流水下洗手,或者使用含酒精成分的速干手消毒剂;不确定手是否清洁时,避免用手接触口、鼻、眼。

四、管理要求

密切接触者居住房间不应超过两人,隔离期间不得出入房间。

（一）场所消毒

1. 物体表面消毒　客房应由密切接触者自行清洁、消毒。桌面、床头柜、家具、门把手等高频接触的物体表面可用有效氯浓度为 500mg/L 的含氯消毒剂进行喷洒或擦拭。

公共区域应由宾馆工作人员清洁消毒。对高频接触的物体表面(如电梯间按钮、扶手、门把手等)、公共卫生间,可用有效氯浓度为 500mg/L 的含氯消毒剂进行擦拭。

分体式空调部件应在更换密切接触者时清洗消毒。

2. 餐(饮)具清洁消毒　餐(饮)具清除食物残渣后,煮沸消毒 30 分钟,也可用有效氯浓度为 500mg/L 含氯消毒剂浸泡 30 分钟后,再用清水洗净。

3. 密切接触者呕吐物处理　呕吐物应立即用一次性吸水材料加足量消毒剂(如含氯消毒剂)对呕吐物进行覆盖消毒,清除呕吐物后,再使用季铵盐类消毒剂或含氯消毒剂进行物体表面消毒处理。

4. 终末消毒 当密切接触者确定为确诊病例后,房间和物品应按照《新型冠状病毒感染的肺炎防控方案》附件 6 特定场所消毒技术方案进行终末消毒。

(二)垃圾、污水

1. 垃圾 密切接触者生活垃圾应当统一收集,按生活垃圾处理。当密切接触者确诊后,生活垃圾按照医疗废物处理。医疗废物的处置应符合《医疗废物管理条例》和《医疗卫生机构医疗废物管理办法》的规定。

2. 污水 污水在进入市政排水管网前,应进行消毒处理,消毒 1.5 小时后,总余氯量不低于 10mg/L。

(三)室内外环境卫生清洁

1. 宾馆内公共区域应无痰迹和烟头,楼道内无杂物堆放、无卫生死角,楼梯扶手无灰尘。

2. 宾馆外地面无纸屑、果皮、烟头、痰迹、污物和积水。垃圾桶整洁、无异味、定时清理;垃圾房日产日清、无裸露垃圾。

(四)服务管理

1. 员工健康体检制度 每天对工作人员进行体温测量和身体健康监测,并做好记录,严禁带病上岗。工作人员家中如有疑似患者出现,则应按相关规定进行隔离,严禁上岗。

2. 餐厅管理 餐厅员工应实行错峰就餐,单独用餐。疫情流行期间,餐厅应与厨房完全隔断,并应防止餐厅的风流向厨房。

3. 密切接触者就餐 实行送餐制,由服务人员送餐至客房门口。

五、其他

1. 应去除宾馆现有地面的软装织物如地毯等;或在地面软装织物上加铺地垫等。

2. 应在宾馆配备急救人员、设备和设施。

(王 姣 著,潘力军 审)

参 考 文 献

[1] 陈蕾,刘辉国,刘威,等.2019 新发呼吸系统传染病 29 例临床特征分析[J].中华结核和

呼吸杂志,2020,43:E005.

[2] 叶丹,王姣,李晓,等.京津冀区域居民关于雾霾天气环境健康素养状况调查评估[J].环境卫生学杂志,2020.

[3] 中华人民共和国卫生部,国家标准化管理委员会.生活饮用水卫生标准:GB 5749—2006[S],2006.

第十五章

特殊场所终末消毒技术

消毒是控制传染源、切断传播途径的有效措施,有病例出现的家庭、医疗机构、交通工具等各个场所都需要进行消毒处理。为进一步指导各地新发呼吸道传染病防控工作,做好现场消毒,控制疫情传播,特殊场所应按照要求开展终末消毒。

本章明确了疫源地消毒的范围、对象和方法,强调了随时消毒和终末消毒两种不同消毒措施的适用范围和区别,应及时做好病例居住的场所,如病家、医疗机构和转运工具等特定场所的消毒工作,并详细介绍了室内空气、污染物(病例血液、分泌物和呕吐物)、粪便和污水、地面墙壁、物体表面、衣服被褥等纺织品、手卫生、皮肤黏膜、餐(饮)具、交通运输和转运工具、病例生活垃圾、医疗废物、尸体处理13种常见污染对象的具体消毒方法。同时,给出了现场消毒效果的评价方法和判定指标,为有效应对疫情,开展科学消毒、精准消毒提供技术支持,这对切实维护人民群众身体健康和生命安全具有重要的公共卫生意义。

一、消毒原则

(一)范围和对象的确定

根据流行病学调查结果确定现场消毒的范围、对象和时限。病例和无症状感染者居住过的场所,如家庭、医疗机构隔离病房、转运工具等应进行随时消毒,在病例出院或死亡后,无症状感染者核酸检测阴转后均应进行终末消毒。

(二)方法的选择

医疗机构应尽量选择一次性诊疗用品,非一次性诊疗用品应首选压力蒸

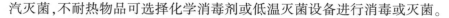

汽灭菌,不耐热物品可选择化学消毒剂或低温灭菌设备进行消毒或灭菌。

环境物体表面可选择含氯消毒剂、二氧化氯等消毒剂擦拭、喷洒或浸泡消毒。

手、皮肤建议选择有效的消毒剂如碘伏和过氧化氢消毒剂等手皮肤消毒剂或速干手消毒剂擦拭消毒。

室内空气消毒可选择过氧乙酸、二氧化氯、过氧化氢等消毒剂喷雾消毒。

所用消毒产品应符合国家卫生健康部门管理要求。

二、消毒措施

(一)随时消毒

随时消毒是指对病例和无症状感染者污染的物品和场所及时进行的消毒处理。病例居住过的场所如家庭、医疗机构隔离病房、医学观察场所以及转运工具等,病例排出的污染物及其污染的物品,应做好随时消毒,消毒方法参见终末消毒。有人条件下,不建议喷洒消毒。病例隔离的场所可采取排风(包括自然通风和机械排风)措施,保持室内空气流通。每日通风 2~3 次,每次 20~30 分钟。

有条件的医疗机构应将病例安置到负压隔离病房,疑似病例应进行单间隔离,确诊病例可多人安置于同一房间。非负压隔离病房应通风良好,可采取排风(包括自然通风和机械排风),也可采用循环风空气消毒机进行空气消毒。无人条件下还可用紫外线对空气进行消毒,用紫外线消毒时,可适当延长照射时间至 1 小时以上。医护人员和陪护人员在诊疗、护理工作结束后应洗手并消毒。

(二)终末消毒

终末消毒是指传染源离开有关场所后进行的彻底的消毒处理,应确保终末消毒后的场所及其中的各种物品不再有病原体的存在。终末消毒对象包括病例和无症状感染者排出的污染物(血液、分泌物、呕吐物、排泄物等)及其可能污染的物品和场所,不必对室外环境(包括空气)开展大面积消毒。病例和无症状感染者短暂活动过的无明显污染物的场所,无需进行终末消毒。

1. 病家 在病例住院或死亡后,无症状感染者核酸检测阴转后均应进行终末消毒,包括:住室地面、墙壁,桌、椅等家具台面,门把手,病例餐(饮)具、衣服、被褥等生活用品,玩具,卫生间(包括厕所)等。

2. 交通运输工具 病例和无症状感染者离开后应对交通运输工具进行终末消毒,包括:舱室内壁、座椅、卧铺、桌面等物体表面,餐(饮)具,所用寝(卧)具等纺织品,排泄物、呕吐物及其污染的物品和场所,火车和飞机的卫生间等。

3. 医疗机构 医疗机构发热门诊、感染科门诊等每日工作结束后,以及病区隔离病房,在病例住院或死亡后,无症状感染者核酸检测阴转后,均应做好终末消毒,包括:地面、墙壁,桌、椅、床头柜、床架等物体表面,病例衣服、被褥等生活用品及相关诊疗用品,以及室内空气等。

4. 终末消毒程序 终末消毒程序按照《疫源地消毒总则》(GB 19193—2015)附录 A 执行。现场消毒人员在配制和使用化学消毒剂时应做好个人防护。

三、常见污染对象的消毒方法

(一)室内空气

居住过的场所如家庭、医疗机构隔离病房等室内空气的终末消毒可参照《医院空气净化管理规范》(WS/T 368—2012),在无人条件下可选择过氧乙酸、二氧化氯、过氧化氢等消毒剂,采用超低容量喷雾法进行消毒。

(二)污染物(病例血液、分泌物和呕吐物)

少量污染物可用一次性吸水材料(如纱布、抹布等)蘸取有效氯浓度为 5 000~10 000mg/L 的含氯消毒剂(或能达到高水平消毒的消毒湿巾/干巾)小心移除。

大量污染物应使用含吸水成分的消毒粉或漂白粉完全覆盖,或能达到高水平消毒的消毒干巾,或用一次性吸水材料完全覆盖后用足量的有效氯浓度为 5 000~10 000mg/L 的含氯消毒剂浇在吸水材料上,作用 30 分钟以上,小心清除干净。清除过程中避免接触污染物,清理的污染物按医疗废物集中处置。

病例的分泌物、呕吐物等应有专门容器收集,用有效氯浓度为 20 000mg/L 的含氯消毒剂,按物、药比例为 1:2 浸泡消毒 2 小时。

清除污染物后,应对污染的环境物体表面进行消毒。盛放污染物的容器可用有效氯浓度为 5 000mg/L 的含氯消毒剂溶液浸泡消毒 30 分钟,然后清洗干净。

（三）粪便和污水

具有独立化粪池时,在进入市政排水管网前需进行消毒处理,定期投加含氯消毒剂,池内投加含氯消毒剂(初次投加,有效氯浓度为 40mg/L 以上),并确保消毒 1.5 小时后,总余氯量达 10mg/L。消毒后污水应当符合《医疗机构水污染物排放标准》(GB 18466—2005)。

无独立化粪池时,使用专门容器收集排泄物,消毒处理后排放。用有效氯浓度为 20 000mg/L 的含氯消毒剂,按粪、药比例 1:2 浸泡消毒 2 小时;若有大量稀释排泄物,应用含有效氯 70%~80% 的漂白粉精干粉,按粪、药比例为 20:1 加药后充分搅匀,消毒 2 小时。

（四）地面、墙壁

有肉眼可见污染物时,应先完全清除污染物再消毒。无肉眼可见污染物时,可用有效氯浓度为 1 000mg/L 的含氯消毒剂或有效氯浓度为 500mg/L 的二氧化氯消毒剂擦拭或喷洒消毒。地面消毒先由外向内喷洒一次,喷药量为 100~300ml/m²,待室内消毒完毕后,再由内向外重复喷洒一次。消毒作用时间应不少于 30 分钟。

（五）物体表面

诊疗设施设备表面及床围栏、床头柜、家具、门把手、家居用品等有肉眼可见污染物时,应先完全清除污染物再消毒。无肉眼可见污染物时,用有效氯浓度为 1 000mg/L 的含氯消毒剂或有效氯浓度为 500mg/L 的二氧化氯消毒剂进行喷洒、擦拭或浸泡消毒,作用 30 分钟后清水擦拭干净。

（六）衣服、被褥等纺织品

在收集时应避免产生气溶胶,建议均按医疗废物集中处理。无肉眼可见污染物时,若需重复使用,可用流通蒸汽或煮沸消毒 30 分钟;或先用有效氯浓度为 500mg/L 的含氯消毒剂浸泡 30 分钟,然后按常规清洗;或采用水溶性包装袋盛装后直接投入洗衣机中,同时进行洗涤消毒 30 分钟,并保持 500mg/L 的有效氯浓度;贵重衣物可选用环氧乙烷方法进行消毒处理。

（七）手卫生

参与现场工作的所有人员均应加强手卫生措施,可选用含醇速干手消毒剂或醇类复配速干手消毒剂,或直接用 75% 乙醇进行擦拭消毒;醇类过敏者,可选择季铵盐类等有效的非醇类手消毒剂;特殊条件下,也可使用 3% 过氧化氢消毒剂、0.5%碘伏或0.05%含氯消毒剂等擦拭或浸泡双手,并适当延长消毒作用时间。有肉眼可见污染物时应先使用洗手液(或肥皂)在流水下洗手,然后按上述方法消毒。

(八) 皮肤、黏膜

皮肤被污染物污染时,应立即清除污染物,再用一次性吸水材料蘸取0.5%碘伏或过氧化氢消毒剂擦拭消毒3分钟以上,使用清水清洗干净;黏膜应用大量生理盐水冲洗或0.05%碘伏冲洗消毒。

(九) 餐(饮)具

餐(饮)具清除食物残渣后,煮沸消毒30分钟,也可用有效氯浓度为500mg/L的含氯消毒剂浸泡30分钟后,再用清水洗净。

(十) 交通运输和转运工具

应先进行污染情况评估,火车、汽车和轮船有可见污染物时应先使用一次性吸水材料蘸取有效氯浓度为5 000~10 000mg/L的含氯消毒剂(或能达到高水平消毒的消毒湿巾/干巾)完全清除污染物,再用有效氯浓度为1 000mg/L的含氯消毒剂或有效氯浓度为500mg/L的二氧化氯消毒剂进行喷洒或擦拭消毒,作用30分钟后清水擦拭干净。对飞机机舱消毒时,消毒剂种类和剂量按中国民航的有关规定进行。织物、坐垫、枕头和床单等建议按医疗废物集中处理。

(十一) 病例生活垃圾

病例生活垃圾按医疗废物处理。

(十二) 医疗废物

医疗废物的处置应遵循《医疗废物管理条例》和《医疗卫生机构医疗废物管理办法》的要求,规范使用双层黄色医疗废物收集袋封装后按照常规处置流程进行处置。

(十三) 尸体处理

病例死亡后,要尽量减少尸体移动和搬运,应由经培训的工作人员在严密防护下及时进行处理。用有效氯浓度为3 000~5 000mg/L的含氯消毒剂或0.5%过氧乙酸棉球或纱布填塞患者口、鼻、耳、肛门、气管切开处等所有开放通道或创口;用浸有消毒液的双层布单包裹尸体,装入双层尸体袋中,由民政部门派专用车辆直接送至指定地点尽快火化。

（十四）注意事项

现场消毒工作应在当地疾病预防控制机构的指导下，由有关单位及时进行消毒，或由当地疾病预防控制机构负责对其进行消毒处理。医疗机构的随时消毒和终末消毒由医疗机构安排专人进行，疾病预防控制机构做好技术指导。非专业人员开展消毒工作前应接受当地疾病预防控制机构专业培训，采取正确的消毒方法并做好个人防护。

新发呼吸道传染病疫情防控期间，应合理使用消毒剂，遵循"五加强七不宜"，真正做到切断传播途径，控制传染病流行。"五加强"：隔离病区、病家及时进行随时消毒和终末消毒；医院、机场、车站等人员密集场所的环境物体表面增加消毒频次；高频接触的门把手、电梯按钮等加强清洁消毒；垃圾、粪便和污水进行收集和无害化处理；做好个人手卫生。"七不宜"：不宜对室外环境开展大规模的消毒；不宜对外环境进行空气消毒；不宜直接使用消毒剂（粉）对人员进行消毒；不宜对水塘、水库、人工湖等环境中投加消毒剂（粉）进行消毒；不得在有人条件对空气（空间）使用化学消毒剂消毒；不宜用戊二醛对环境进行擦拭和喷雾消毒；不宜使用高浓度的含氯消毒剂（有效氯浓度大于 1 000mg/L）做预防性消毒。

表 1　终末消毒时常见污染对象的具体消毒方法简表

污染对象	消毒剂	消毒方法
室内空气	过氧乙酸、二氧化氯、过氧化氢等消毒剂	超低容量喷雾法
污染物（病例血液、分泌物、呕吐物和排泄物）	少量，5 000～10 000mg/L 的含氯消毒液或能达到高水平消毒的消毒湿巾/干巾	一次性吸水材料蘸取消毒机移除
	大量，5 000～10 000mg/L 的含氯消毒液	含吸水成分的消毒粉或漂白粉完全覆盖或用一次性吸水材料完全覆盖，浇足量消毒剂，作用 30 分钟以上
	污染物容器[1]，5 000mg/L 的含氯消毒剂	浸泡 30 分钟后清洗

续表

污染对象	消毒剂	消毒方法
粪便和污水	有独立化粪池时,在进入市政排水管网前,定期投加含氯消毒剂,初次投加,有效氯40mg/L以上	确保消毒1.5小时后,总余氯量达10mg/L
	无独立化粪池,容器收集后,20 000mg/L的含氯消毒液	粪、药比例1∶2浸泡消毒2小时
	大量稀释排泄物,有效氯70%~80%漂白粉精干粉	粪、药比例20∶1加药后充分搅匀,消毒2小时
地面墙壁[2]	1 000mg/L的含氯消毒液或500mg/L的二氧化氯消毒剂	擦拭或喷洒,喷洒量100~300ml/m²,不少于30分钟,由内外向内后由内向外喷洒2次
物体表面[2]	1 000mg/L的含氯消毒液或500mg/L的二氧化氯消毒剂	喷洒、擦拭或浸泡30分钟后清水擦拭
衣物被褥等纺织品[3]	流通蒸汽或煮沸 500mg/L的含氯消毒液 水溶性包装袋盛装保持500mg/L的有效氯浓度	30分钟 浸泡30分钟常规清洗 洗涤消毒30分钟
手卫生	含醇速干手消毒剂、含氯或过氧化氢手消毒剂	冲洗
皮肤	0.5%碘伏或过氧化氢消毒剂	擦拭3分钟以上
黏膜	生理盐水冲洗或0.05%碘伏	冲洗
餐(饮)具	500mg/L含氯消毒液	浸泡30分钟或直接煮沸
交通运输和转运工具	5 000~10 000mg/L的含氯消毒液(或能达到高水平消毒的消毒湿巾/干巾) 1 000mg/L的含氯消毒液或500mg/L的二氧化氯消毒剂	一次性吸收材料蘸取移除可见污染物 喷洒作用30分钟后清水擦拭
病例生活垃圾	按医疗废弃物处理	
医疗废物	双层黄色医疗废物收集袋封装	常规处置

续表

污染对象	消毒剂	消毒方法
尸体处理	3000～5 000mg/L 的含氯消毒剂或 0.5%过氧乙酸棉球或纱布	填塞所有开放通道或创口,浸有消毒液的双层布单包裹尸体,装入双层尸体袋中,由民政部门派专用车辆直接送至指定地点尽快火化

注:[1] 指盛放污染物的专用容器。

[2] 有肉眼可见污染物时,应先完全清除污染物再消毒。

[3] 建议均按医疗废物集中焚烧处理,无肉眼可见污染物需重复使用时,按表中方法。

四、消毒效果评价

必要时应及时对物体表面、空气和手等消毒效果进行评价,由具备检验检测资质的实验室相关人员进行。

(一)物体表面

按《医院消毒卫生标准》(GB 15982—2012)附录 A 进行消毒前后物体表面的采样,消毒后采样液为相应中和剂。

消毒效果评价一般以自然菌为指标,必要时,也可根据实际情况,用指示菌评价消毒效果,该指示菌抵抗力应等于或大于现有病原体的抵抗力。以自然菌为指标时,消毒后消毒对象上自然菌的杀灭率≥90%,可判为消毒合格;以指示菌为指标时,消毒后指示菌杀灭率≥99.9%,可判为消毒合格。

(二)室内空气

按《医院消毒卫生标准》(GB 15982—2012)附录 A 进行消毒前后空气采样,消毒后采样平板中含相应中和剂。消毒后空气中自然菌的消亡率≥90%,可判为消毒合格。

(三)工作人员手

按《医院消毒卫生标准》(GB 15982—2012)附录 A 进行消毒前后手的采样,消毒后采样液为相应中和剂。消毒前后手上自然菌的杀灭率≥90%,可判为消毒合格。

（四）医院污水消毒效果

按《医疗机构水污染物排放标准》（GB 18466—2005）相关规定进行评价。

（王佳奇 著，张宝莹 审）

参 考 文 献

[1] 国家质量监督检验检疫总局,中国国家标准化管理委员会.疫源地消毒总则：GB 19193—2015［S］.北京：中国标准出版社,2015.

[2] 中华人民共和国卫生部,中国国家标准化管理委员会.疫源地消毒剂卫生要求：GB 27953—2011［S］.北京：中国标准出版社,2011.

[3] 国家质量监督检验检疫总局,中国国家标准化管理委员会.医院消毒卫生标准：GB 15982—2012［S］.北京：中国标准出版社,2012.

[4] 中华人民共和国卫生部,中国国家标准化管理委员会.普通物体表面消毒剂的卫生要求：GB 27952—2011［S］.北京：中国标准出版社,2011.

[5] 中华人民共和国卫生部,中国国家标准化管理委员会.空气消毒机卫生要求：GB 27948—2011［S］.北京：中国标准出版社,2011.

[6] 中华人民共和国卫生部,中国国家标准化管理委员会.手消毒剂卫生要求：GB 27950—2011［S］.北京：中国标准出版社,2011.

第十六章 ●●●
办公场所和公共场所空调通风系统运行管理

为保证呼吸道传染病流行期间,办公场所和公共场所空调通风系统的安全合理使用,防止因空调通风系统开启而导致病毒的传播和蔓延,最大限度地保护使用者,特制定本章指南。

一、运行要求

1. 当空调通风系统为全空气系统时,应关闭回风阀,采用全新风方式运行。在疫情暴发期间,全空气系统的中央空调一定要关闭回风阀,开启全新风,否则病毒会随中央空调的回风系统反复循环,全新风运行确保了新鲜空气的流通,避免病毒凭借中央空调四散流通。

2. 当空调通风系统为风机盘管加新风系统时,应满足下列条件:

(1)应确保新风直接取自室外,禁止从机房、楼道和天棚吊顶内取风。

(2)保证排风系统正常运行。

(3)对于大进深房间,应采取措施保证内部区域的通风换气。

(4)新风系统宜全天运行。

3. 当空调通风系统为无新风的风机盘管系统(类似于家庭分体式空调),应开门或开窗,加强空气流通。

二、管理要求

1. 新风采气口及其周围环境必须清洁,确保新风不被污染。新风机房位于大楼的地下或顶部,一般直接通过风道从室外取新风。要注意取风口的位置,不要使其吸入建筑排风。新风过滤网也要做到定时清洗。新风竖井或者新风风道要注意清洁通畅。

2. 对于人员流动较大的商场、写字楼等场所,不论空调系统使用运行与否,均应保证室内全面通风换气;并且,每天下班后,新风与排风系统应继续运行1小时,进行全面通风换气,提升室内空气质量。

3. 人员密集的场所应通过开门或开窗的方式增加通风量,同时工作人员应佩戴口罩。在密闭空间里空气的流动性差是导致传染病传播的重要原因。不论何种类型的空调,都要按标准提供足够的新风量。在人员密集的公共场所中,开窗开门都是增加新风量的有效手段。

4. 建议关闭空调通风系统的加湿功能。

5. 加强对风机盘管的凝结水盘、冷却水的清洁消毒,避免微生物的孳生。

6. 下水管道、空气处理装置水封、卫生间地漏以及空调机组凝结水排水管等的U形管应定时检查,缺水时及时补水,避免不同楼层间空气掺混。U形管保持液封可以减少病毒通过排水系统传播。U形聚水器如果干涸就不能发挥隔气作用,病毒飞沫核会随污水管内气流散发至室内。如果地漏散发异味,则需喷洒消毒剂。

7. 当场所出现下列情况时应停止使用空调通风系统:

(1)发现疑似、确诊新发呼吸道传染病例。

(2)集中空调通风系统的类型、供风范围等情况不清楚。

8. 空调通风系统的清洗消毒应符合下列要求:

(1)空调通风系统的常规清洗消毒应符合《公共场所集中空调通风系统清洗消毒规范》(WS/T 396—2012)的要求。可使用有效氯浓度为250～500mg/L的含氯(溴)或二氧化氯消毒液,进行喷洒、浸泡或擦拭,作用10～30分钟。对需要消毒的金属部件建议优先选择季铵盐类消毒剂。

(2)当发现新发呼吸道传染病确诊病例和疑似病例时,在当地疾病预防控制中心的指导下,对空调通风系统进行消毒和清洗处理,经卫生学评价合格后方可重新启用。

(张宇晶　著,潘力军　审)

参 考 文 献

[1] Drinka P J,Krause P,Nest L,et al. Report of an outbreak:nursing home architecture and in-

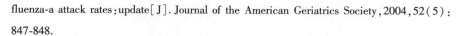

fluenza-a attack rates:update[J]. Journal of the American Geriatrics Society,2004,52(5):847-848.

[2] 方林,林丽玉. 淘大花园 SARS 事件引发对建筑设计与环境卫生的反思[J]. 海峡预防医学杂志,2003(6):64-66.

第十七章

特殊人群个人防护

第一节 老年人个人防护

在新发呼吸道传染病流行期间,对于免疫力差、有基础疾病的老年人来说,一旦被感染,往往病情较重,因此老年人更应做好个人防护。本节指南适用于新发呼吸道传染病流行期间,老年人的个人防护。

一、居家

1. 老年人宜待在温差不大的室温条件,避免因室温过低或过高对身体带来的其他不良影响。同时应注意定时开窗通风,提高室内空气质量,降低可能存在的病毒量。冬天开窗通风,室内外温差过大容易引起感冒,减少单次通风次数,缩短通风时间,同时注意保暖。

2. 提倡勤洗手,预防病毒感染。但老年人皮脂腺功能退化,很容易干燥,勤洗手势必加重皮肤皲裂。建议将护手霜放在洗手池边,便于他们洗手后涂抹。

3. 老年人呼吸道比较敏感脆弱,居家消毒时应选择对老年人呼吸道刺激小的产品。优先使用酒精棉片或酒精擦拭。也可以使用 84 消毒剂,或其他含氯消毒液擦拭家具、地面。但如果家中老年人对氯过敏或会产生呼吸道刺激症状,则不应使用。

4. 保持正常生活规律,保证充足睡眠,清淡饮食,均衡营养,通过合理的营养补充来适当提高营养储备,提高免疫功能。

5. 老年人邻里间爱走动、爱扎堆。这也增加了他们暴露在病毒下的风险。

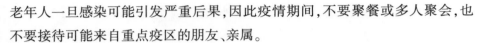

老年人一旦感染可能引发严重后果,因此疫情期间,不要聚餐或多人聚会,也不要接待可能来自重点疫区的朋友、亲属。

6. 如果特殊需要,可上门探望照顾老年人。探望人员在路途上应该戴好口罩,进门脱掉外套、换鞋、洗手,带来的东西用酒精消毒,然后再做其他的事,避免长期居家的体弱老年人被外来探望者感染。

7. 需要陪护的老年人,陪护人员应注意自身健康。陪护人员要注意减少外出,如果必须外出要做好自身防护。

二、外出

1. 老年人应减少外出,避免聚会、打牌、下棋、跳广场舞等活动。

2. 如果老年人必须出门,请帮助他们选对口罩,并教会他们正确佩戴和取下口罩的方法。普通棉布口罩没有防护效果,推荐优先选用医用外科口罩,次选一次性医用口罩。但不建议有慢性肺病、心脏病的老年人使用 N95 或 KN95 等防护口罩。这些口罩呼吸阻力较大,长期佩戴后,很容易出现胸闷、气短、憋喘等症状,严重者甚至会导致心力衰竭。

3. 老年人出行尽量不要选择人流密集的公共交通工具,最好步行、打车或由家人开车接送。

4. 活动地点建议避开人流,选择人少、通风良好的地方,比如戴好口罩去公园或者室外遛弯。

5. 见到熟人也不要脱下口罩,建议保持至少 1m 的距离打招呼,不要太靠近说话。

6. 对于喜欢逛菜市场的老年人,要叮嘱三个"不要":不要去不正规、消毒措施不完善的市场;不要购买来源不明的禽类、海鲜;不要在无保护的情况下接触活禽。

三、就医

1. 患有基础疾病的老年人需长期服药,可定期去附近的社区医院就近就医,并做好自身防护,也可由家属代取药物。

2. 如果必须要前往医院,去医院前,家属及老年人务必做好防护。要戴好口罩并及时洗手。

3. 在医院时,要注意不要触碰口罩外侧,不要乱摸,摘脱口罩后要洗手。同时也要注意保护他人,与他人保持距离,打喷嚏咳嗽的时候记得用手肘遮挡。

4. 老年人出现发热、咳嗽等可疑症状时,应自我隔离,避免与其他人员近距离接触。由医护人员对其健康状况进行评估,视病情状况送至医疗机构就诊,送医途中应佩戴医用口罩,尽量避免乘坐公共交通工具。

(应 波 著,赵康峰 审)

第二节 儿童个人防护

儿童是呼吸道传染病的易感人群,抵抗力弱,自身的免疫系统发育不完全,活泼好动、喜欢乱抓乱摸、依从性差。本节指南为新发呼吸道传染病流行期间,对不同年龄段的儿童卫生防护,培养其良好的卫生习惯,以及对家长和看护人照顾儿童提供建议。

一、居家

1. 对于低龄儿童,以被动防护为主。看护人需主动戴好口罩。不要亲吻婴儿,不要对着婴儿咳嗽、打喷嚏、呼气。

2. 不与孩子共用餐具、饮具,喂食时不用嘴吹食物,也不要嚼过后喂给孩子,不亲吻孩子,不对孩子呼气、喘气。

3. 居室应定期通风换气,开门窗通风时,应将孩子转移至另一房间以免受凉感冒。

4. 孩子的玩具、物品和餐具一定要定期消毒,玩具和物品可用 75% 酒精或消毒湿巾擦拭消毒。

5. 家长外出回家后要更换衣物、洗手后才能抱孩子。跟孩子玩耍前,要认真洗手。

6. 教育、督促孩子养成良好的卫生习惯,勤洗手、不乱摸、不吃手、不挖鼻孔、不揉眼睛。

7. 家长如果有呼吸道疾病或出现发热、流涕、咳嗽、打喷嚏等症状时,应立刻隔离,避免与孩子继续接触,应将孩子交由其他人员照顾。

8. 家里有疑似病例居家隔离时,应尽量保证房间分开,避免疑似家庭成员和儿童接触,疑似家庭成员在家需佩戴合适口罩(不可佩戴有呼吸阀的防护口罩),儿童也应该正确佩戴合适口罩。

二、外出

1. 尽量不带孩子外出,尤其是不要到公共场所或密闭空间;外出时尽量不乘坐公共交通工具,尽可能远离其他人(保持至少1m距离)。

2. 外出一定要给孩子佩戴口罩(儿童专用医用口罩),外出时要去空旷、通风、人少的区域活动;家长或看护人应有效看护,做好儿童手卫生,避免儿童用不清洁的手摸口、鼻、眼,尤其避免幼儿舔物品。

3. 外出回家后要及时更换衣物并洗手,洗手完成后可以清洗面部;如果孩子配合,可以清洗鼻腔和漱口,漱口可以用淡盐水也可以用清水,漱完后让孩子吐出来。

4. 对于不喜欢佩戴口罩的儿童

(1)家长应购买适合孩子的儿童专用一次性医用口罩,这些口罩会有一些花纹或色彩,孩子更容易接受。

(2)对于年龄较小的儿童,家长可以通过一些角色扮演、做游戏、讲故事的方式,跟孩子对着镜子一起戴,刚开始不要着急,可以反复多次尝试,减轻孩子对口罩的抗拒感和陌生感。

(3)对于大龄儿童,家长可以通过讲故事的方法,告知孩子为什么大家都要戴口罩以及不戴口罩的危害,佩戴时帮孩子调整好口罩的位置,让孩子更舒适,减少孩子抵触心理。

(4)如果儿童实在无法戴口罩,应尽量待在家中,减少出门,做好手卫生,养成良好和安全的饮食习惯,家长做好个人防护和居家清洁消毒通风,间接保护孩子。

三、就医

1. 疫苗接种

(1)对于在疫情期间需要接种疫苗的儿童,应视情况而定是否延迟接种。疫情期间免疫接种门诊将发放新的预约通知,接种前可拨打预防接种证上预留的联系电话进行预约,并主动告知儿童近期旅行史。

(2)接种当天应测量体温,确认儿童健康状况。

(3)按预约时间前往,前往时请尽量避免乘坐公共交通工具,家长和儿童必须做好自身防护。

2. 对于患有慢性病、需要定期复查的儿童。

(1)一定要遵循主治医师对患儿病情的评估,切不可擅自做主。

(2)如果医生可以通过线上形式和家长沟通,做好患儿疾病的监测、疗效的判定并保持治疗的延续性和有效性,可以减少到医院就诊的次数。

(3)如果病情不允许,出现变化甚至恶化,应及时就诊。

(4)就诊时,患儿和家长均应做好防护,尤其是应全程戴好口罩、不到处乱摸、不洁净的手不触碰口、鼻、眼等。

(5)如果可以的话,就近进行一些必要项目的检查,然后将检查结果通过线上途径发给主治医生,以指导接下来的治疗。

3. 孩子与疑似病例接触后,应居家隔离一个最长潜伏期,例如新冠肺炎居家隔离观察 14 天,无症状可以解除隔离,但尽量不要外出。一旦有症状须立即到就近医院儿科的发热门诊就诊。

4. 如果儿童出现发热症状,还出现了和平时明显不一样的症状或体征,应及时就诊。

5. 做好日常防护的同时,还要防范一些儿童常见病,如鼻炎、咽炎、扁桃体炎、普通感冒、便秘、腹痛、腹泻等,减少去医院就诊机会,降低交叉感染的风险。

(应 波 著,赵康峰 审)

第三节 孕妇个人防护

孕妇免疫和生理变化使她们更容易受到呼吸道传染病的感染,与一般人群相比,孕妇患病后导致严重疾病的风险更高,是呼吸道传染病的高发人群。同时在怀孕期间还要定期去医院产检,也增加了感染的风险。在呼吸道传染病流行期间,为顺利产下健康婴儿,孕妇更需要关注各阶段的防护要求,做好相关准备。本节指南适用于新发呼吸道传染病流行期间,孕妇的个人防护。

一、居家

1. 保持居室空气清新、温度适宜,适时开窗,避免过冷或过热,以免感冒。

2. 做好自我健康监测,每日测量体温、体重,监测胎心、胎动变化有异常情况及时咨询医生或就诊。

3. 保持正常生活规律,保证充足睡眠,清淡饮食,均衡营养,早、中、晚餐后室内散步,避免久坐、久卧。

4. 随时保持手卫生,手不清洁不接触口、鼻、眼,打喷嚏、咳嗽时用手肘掩口鼻。

5. 生活用品单独使用,避免交叉感染。

6. 疫情期间避免亲朋好友探视。

二、外出

1. 减少出门,尽量不到封闭、空气不流通的公共场所和人员密集的地方,不参与聚餐、聚会等活动。

2. 外出运动或锻炼尽量选择步行或自驾车,避开人流,选择人少、通风良好的地方(如公园),与他人之间尽可能保持距离,并全程佩戴医用口罩和手套。

3. 外出回家后,应妥善处理医用口罩,及时更换衣物,洗手、洗脸。

三、就医

1. 孕前检查

(1)孕早期、孕中期没有特殊问题的孕妇,在医生的建议和指导下,可以适当延长到医院检查的间隔时间。

(2)在疫情暴发的特殊时期,如果政府和产检医院没有特殊说明及要求,孕妇可以坚持正常产检,并且在去往产检医院前通过网上预约挂号、预约检查,提前做好防护准备,佩戴好医用级别以上的口罩,随身携带速干手消毒剂或消毒湿巾。

(3)在医院时一定要配合医院进行体温筛查,包括流行病学筛查等;听从医院的建议,比如分时段就诊,避免过多孕妇集中在一起,减少孕妇在医院等候的时间或者就诊的时间;在没有洗手的前提下不要去触摸口、鼻、眼等。

2. 往返医院

(1)尽量选择步行或自驾车往返医院。在路上和医院时,与其他人之间尽可能保持距离,并全程佩戴医用口罩和手套。

(2)离开医院回家后,要清洗双手及脸部,洗脸要包括清洗耳、鼻,同时应更换外在衣物。

3. 需要注意症状监测,如果孕妇出现发热、咳嗽、呕吐、腹痛、腹泻、肌肉酸痛等症状,做好记录。

(1)不要自行用药,用药前,应该咨询产检医生。

(2)如果症状比较温和且没有出现其他的症状,可考虑在家中处理,避免前往医院出现交叉感染。

(应　波　著,赵康峰　审)

第四节　伤残人士个人防护

伤残人士行动不便,由于身体原因对传染病的抵抗力又低,受感染后果严重,是新发呼吸道传染疫情防控的重点人群。以下措施适用于新发呼吸道传染病疫情期间伤残人士的个人防护。

一、居家

1. 健康监测　伤残人士及其家人进行每日早、晚两次体温测量,注意观察有无干咳、乏力、鼻塞、流涕、咽痛、腹泻等症状,若出现体温异常或上述症状,应立即采取隔离措施,并立即送医进行排查。

2. 勤通风　室内每日开窗通风换气 2~3 次,每次时间 20~30 分钟,增加空气流通。

3. 保持室内卫生整洁,床铺干净,地面无散落垃圾。

4. 如条件允许,每日可将常用衣服、被褥进行晾晒。衣服、被褥、床单等纺织物定期洗涤、消毒处理,可用流通蒸汽或煮沸消毒 30 分钟,或先用有效氯浓度为 500mg/L 的消毒液浸泡 30 分钟,然后常规清洗。

5. 餐(饮)具　餐(饮)具去残渣、清洗后,煮沸 15 分钟或采用热力消毒柜

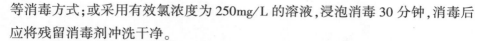

等消毒方式;或采用有效氯浓度为250mg/L的溶液,浸泡消毒30分钟,消毒后应将残留消毒剂冲洗干净。

6. 餐前、便后、接触外来物品如快递包装盒等后及时洗手,脏手勿触摸眼睛、口、鼻。

二、外出

1. 出门时佩戴口罩,注意保暖。避免前往人群密集的地方。随身携带消毒湿巾或速干手消毒剂,外出期间双手触摸外物后及时进行手卫生。户外时间不宜过长。

2. 打喷嚏和咳嗽时应用纸巾或手肘部位遮蔽口鼻,使用过的纸巾放入有盖的垃圾桶内,打喷嚏和咳嗽后应用洗手液(或肥皂)彻底清洗双手。

3. 外出回家后,对穿着的外衣裤、帽子等及随身携带的拐杖、轮椅等进行消毒,并进行手卫生。

三、康复训练

1. 康复训练过程中佩戴口罩,注意安全,康复训练量不宜过大,训练结束后及时进行手卫生。

2. 避免室内条件的康复训练,避免多人一起的康复训练。室内康复训练时需要保证空气流通(保持开窗通风或开启通风装置)。

3. 室外康复训练时佩戴口罩,训练结束后及时进行手卫生。

四、就医

1. 前往医院的路上,避免搭乘公共交通工具,应呼叫救护车或搭乘私人车辆前往,如果条件允许,路上打开车窗,人员佩戴口罩。

2. 就医期间全程佩戴口罩,应尽量缩短在医院逗留的时间(提前预约、减少非必需的医院检查等)。

3. 就医结束回家后换洗外衣裤,对轮椅等就医期间携带的物品进行消毒,并彻底进行手卫生。

五、应急处置

1. 出现新发呼吸道传染病可疑症状时,应当立即执行隔离观察,并及时就医。

2. 家庭出现新发呼吸道传染病确诊病例情况下,应当立即执行隔离观察,及时就医排查,并对家庭物品包括确诊病例使用接触过的所有物品进行全面消毒。

(赵康峰　著,应 波　审)

第十八章 ●●●

医护人员与疾控人员的个人防护

新发呼吸道传染病流行期间,接触或可能接触疑似病例、确诊病例和其他感染者及其污染物(血液、体液、分泌物、呕吐物和排泄物等)、污染的物品或环境表面的所有人员均应做好个人防护,在标准预防的基础上,做好相应感染途径的隔离防护措施。医务人员、疾控人员及其他专业人员需做好个人防护。

第一节 医护人员个人防护

一、医疗机构对医护人员的防护

对医护人员的健康防护首先需要医疗机构做好以下几个方面:

(一)提高医护人员认识

医疗机构应当根据新发呼吸道传染病的病原学特点,结合传染源、传播途径、易感人群和诊疗条件等,建立预警机制,制定应急预案和工作流程。提高全体医护人员认识,特别是急诊、发热门诊、感染性疾病科工作人员,掌握呼吸道传染病的临床特征、诊断标准、治疗原则和防护措施。

(二)开展对医护人员的培训

依据岗位职责确定针对不同医护人员的培训内容,使其熟练掌握传染病的防控知识、方法与技能,这样在做到早发现、早报告、早隔离、早诊断、早治疗、早控制的同时,也能更好地自我防护。

(三)做好医护人员防护

医疗机构应当规范消毒、隔离和防护工作,储备质量合格、数量充足的防护物资,确保医护人员个人防护到位。在严格落实标准预防的基础上,强化接触传播、飞沫传播和空气传播的感染防控。

(四) 关注医护人员健康

医疗机构应当合理调配人力资源和班次安排,避免医护人员过度劳累。针对岗位特点和风险评估结果,开展主动健康监测。采取多种措施,保障医护人员健康地为病例提供医疗服务。

(五) 做好清洁消毒管理

按照《医院空气净化管理规范》,加强诊疗环境通风,有条件的医疗机构可进行空气消毒,也可配备循环风空气消毒设备。严格执行《医疗机构消毒技术规范》,做好诊疗环境、医疗器械、病例用物等的清洁消毒,严格病例呼吸道分泌物、排泄物、呕吐物的处理,严格终末消毒。

二、医护人员自身防护

(一) 个人防护装备

接触或可能接触新发呼吸道传染病确诊病例和无症状感染者及其污染物(血液、体液、分泌物、呕吐物和排泄物等)、污染的物品或环境表面的所有人员均应使用个人防护装备,具体包括:

1. 手套　进入污染区域或进行诊疗操作时,根据工作内容,佩戴一次性使用橡胶或丁腈手套,在接触不同病例或手套破损时及时消毒,更换手套并进行手卫生。

2. 医用防护口罩　进入污染区域或进行诊疗操作时,应佩戴医用防护口罩(N95 及以上)或动力送风过滤式呼吸器,每次佩戴前应做佩戴气密性检查,穿戴多个防护用品时,务必确保医用防护口罩最后摘除。

3. 防护面屏或护目镜　进入污染区域或进行诊疗操作,眼睛、眼结膜及面部有被血液、体液、分泌物、排泄物及气溶胶等污染的风险时,应佩戴防护面屏或护目镜,重复使用的护目镜每次使用后,及时进行消毒干燥,备用。

4. 医用一次性防护服　进入污染区域或进行诊疗操作时,应更换个人衣物并穿工作服(外科刷手服或一次性衣物等),外加医用一次性防护服。

(二) 穿脱防护用品流程

1. 医护人员进入隔离病区穿戴防护用品程序

（1）医护人员通过员工专用通道进入清洁区,认真洗手后依次戴医用防护口罩、一次性帽子或布帽、换工作鞋袜,有条件的可以更换刷手衣裤。

（2）在进入潜在污染区前穿工作服,手部皮肤有破损或疑似有损伤者戴手套进入潜在污染区。

（3）在进入污染区前,脱工作服换穿防护服或者隔离衣,加戴一次性帽子和一次性医用外科口罩(共穿戴两层帽子、口罩)、防护眼镜、手套、鞋套。

2. 医护人员离开隔离病区脱摘防护用品程序

（1）医护人员离开污染区前,应当先消毒双手,依次脱摘防护眼镜、外层一次性医用外科口罩和外层一次性帽子、防护服或者隔离衣、鞋套、手套等物品,分置于专用容器中,再次消毒双手,进入潜在污染区,换穿工作服。

（2）离开潜在污染区进入清洁区前,先洗手并进行手消毒,脱工作服,洗手和进行手消毒。

（3）离开清洁区前,洗手并进行手消毒,摘去里层一次性帽子或布帽、里层医用防护口罩,沐浴更衣,并进行口腔、鼻腔及外耳道的清洁。

（4）每次接触病例后立即进行手的清洗和消毒。

（5）一次性医用外科口罩、医用防护口罩、防护服、隔离衣等防护用品被病例血液、体液、分泌物等污染时应当立即更换。

（6）下班前应当进行个人卫生处置,并注意呼吸道与黏膜的防护。

（三）采取飞沫隔离、接触隔离和空气隔离防护措施,根据不同情形,做到以下防护：

1. 接触病例的血液、体液、分泌物、排泄物、呕吐物及污染物品时:戴清洁手套,脱手套后洗手。

2. 可能受到病例血液、体液、分泌物等喷溅时:戴医用防护口罩、护目镜、穿防渗隔离衣。

3. 为疑似病例或确诊病例实施可能产生气溶胶的操作(如气管插管、无创通气、气管切开,心肺复苏,插管前手动通气和支气管镜检查等)时:

（1）采取空气隔离措施。

（2）佩戴医用防护口罩,并进行密闭性能检测。

（3）眼部防护(如护目镜或面罩)。

（4）穿防体液渗入的长袖隔离衣,戴手套。

（5）操作应当在通风良好的房间内进行。

（6）房间中人数限制在病例所需护理和支持的最低数量。

（四）加强手卫生

医护人员应依据《医务人员手卫生规范》要求，无明显污染物时，应使用速干手消毒剂。有肉眼可见污染物时，应使用洗手液（或肥皂）在流水下洗手，然后使用速干手消毒剂。在日常工作中应严格采取手卫生措施，尤其是戴手套和穿个人防护装备前，对病例进行无菌操作前，有可能接触病例血液、体液及其污染物品或污染环境表面之后，脱去个人防护装备过程中，需特别注意执行手卫生措施。

（五）执行锐器伤防范措施

郑文丽等调查了某医院 2012—2016 年发生的锐器伤 274 例次，其中，锐器伤的发生涉及 34 个科室，在医院所有临床医技和后勤部门均有锐器伤发生。高发锐器伤的前 3 位科室是骨科、手术室、普外科，高发锐器伤的前 3 位地点是手术室、普通病房、治疗室。在发生锐器伤的人群中，护士、实习医生、实习护士占前 3 位，90% 的锐器伤存在感染的风险。

（六）每位病例用后的医疗器械、器具按照《医疗机构消毒技术规范》要求进行清洁与消毒

高度危险性物品，应采用灭菌方法处理；中度危险性物品，应采用达到中水平消毒以上效果的消毒方法；低度危险性物品，宜采用低水平消毒方法，或做清洁处理。受到致病菌芽孢、真菌孢子、分枝杆菌和经血传播病原体污染的物品，应采用高水平消毒或灭菌；受到真菌、亲水病毒、螺旋体、支原体、衣原体等病原微生物污染的物品，应采用中水平以上的消毒方法；受到一般细菌和亲脂病毒等污染的物品，应采用达到中水平或低水平的消毒方法。

三、重点部门医护人员防护

（一）发热门诊

1. 留观室或抢救室需加强通风；如使用机械通风，应当控制气流方向，由清洁侧流向污染侧。

2. 需要配备符合要求、数量充足的医护人员防护用品，发热门诊出入口应当设有速干手消毒剂等手卫生设施。

3. 医护人员开展诊疗工作应当执行标准预防。要正确佩戴医用外科口罩或医用防护口罩,戴口罩前和摘口罩后应当进行洗手或手卫生消毒。

（二）急诊

医护人员需严格做好个人防护和诊疗环境的管理。实施急诊气管插管等感染性职业暴露风险较高的诊疗措施时,应当按照接治确诊病例的要求采取预防措施。诊疗区域应当保持良好的通风并定时清洁消毒。采取设置等候区等有效措施,避免人群聚集。

（三）普通病区（房）

建立相关工作制度及流程,备有充足的应对新发呼吸道传染病的消毒和防护用品。疑似或确诊病例宜专人诊疗与护理,限制无关医护人员的出入,原则上不探视。病例转出后按《医疗机构消毒技术规范》对其接触环境进行终末处理。

（四）收治疑似或确诊新发呼吸道传染病病例的病区（房）

首先应配备符合要求、数量合适的医护人员防护用品。在实施标准预防的基础上,采取接触隔离、飞沫隔离和空气隔离等措施。具体措施包括:

1. 进出隔离病房,应当严格执行《医院隔离技术规范》,正确实施手卫生及穿脱防护用品。

2. 应当制定医护人员穿脱防护用品的流程;制作流程图和配置穿衣镜。配备熟练感染防控技术的人员督导医护人员防护用品的穿脱,防止污染。

3. 用于诊疗疑似或确诊病例的听诊器、体温计、血压计等医疗器具及护理物品应当专人专用。若条件有限,不能保障医疗器具专人专用时,每次使用后应当进行规范的清洁和消毒。

（王妍彦　著,李　涛　审）

参 考 文 献

[1] 中华人民共和国卫生部. 医院空气净化管理规范:WS/T 368—2012[S]. 北京:中国标准出版社,2012.

[2] 中华人民共和国卫生部. 医疗机构消毒技术规范:WS/T 367—2012[S]. 北京:中国标准出版社,2012.

［3］国家健康委员会. 医务人员手卫生规范：WS/T313—2019［J］. 中华医院感染学杂志，2020，5：796-800.

［4］国家卫生健康委办公厅. 关于印发医疗机构内新型冠状病毒感染预防与控制技术指南（第一版）的通知［Z］. 2020.

［5］郑文丽，杨玉妹，狄建忠，等. 医院工作人员锐器伤流行病学特点分析与对策［J］. 解放军护理杂志，2018，（35）14，53-56.

第二节　疾控人员个人防护

一、日常工作中的防控

（一）室内加强通风换气

1. 办公场所（特别是会议室）应做好室内空气的通风和换气。按照通风方式，办公室一般可采用自然通风、机械通风和集中空调通风的方式。

（1）自然通风根据季节、室外风力和气温，适时进行通风，开窗即可。开窗通风能通过自然风的对流，使室内空气微生物得以稀释，室内开窗通风30分钟，空气中自然菌可减少80%以上，简单而有效。

（2）机械通风是通过安装通风设备，利用风机、排风扇等运转产生的动力，使空气流动。一般机械送风与自然排风适用于污染源分散及室内空气污染不严重的办公场所，而自然送风与机械排风适用于室内空气污染较重的办公场所。

（3）集中空调是目前在办公楼内应用较为普遍的通风系统。疫情期间，使用前应掌握空调类别、供风范围、新风取风口位置、冷却水池卫生情况、建筑特点等进行综合评估后确定是否可以使用。严格按照相关设计标准建设的中央空调在公共场所通常是可以使用的。使用时要尽量增大新风量，要加强供风区域的清洁和消毒措施。如发现疫情，应立即停止使用，待整个区域进行终末消毒后重新评估，决定是否重新开启。

2. 办公室内若有条件的，可使用循环风空气消毒机。尤其在不便开窗的时间段里，门窗封闭，室内在有人的情况下，空气中微生物含量会不断上升，而开启空气消毒机后，通过循环风和消毒因子的作用，能将空气中微生物快速消除，从而降低办公室内发生交叉感染的风险。与化学消毒剂喷雾或熏蒸等不同,循环风空气消毒机是适用于有人条件下的空气消毒方式,使用时按照空气消毒机说明书的适用面积和体积,选择与办公环境能力匹配的空气消毒机。使用一段时间后,注意及时清洗和更换消毒机相关部件,如过滤网和过滤器等,以保证消毒效果,避免发生二次污染。

(二) 做好室内环境清洁消毒

每日应对办公室内环境及物体表面进行清洁消毒,对地面、桌椅等表面每天做好清洁,可定期消毒。对高频接触的物体表面(如电梯间按钮、扶手、门把手等),可用有效氯浓度为 250~500mg/L 的含氯消毒剂进行喷洒或擦拭,或用浓度为 50~100mg/L 的二氧化氯消毒剂作用 10~15 分钟,或用 0.1%~0.2% 过氧乙酸(或 3%过氧化氢)喷洒作用 30 分钟,然后用清水冲洗去除残留消毒剂,或可直接采用消毒湿巾进行擦拭。

(三) 减少接触传播机会

倡导呼吸道的礼仪,咳嗽或打喷嚏的时候用纸巾、手绢或手肘遮住口鼻。

(四) 做好个人防护

接待来访人员时要佩戴口罩,如进入实验室、病区等场所时需按所在场所要求做好严格防护。口罩是预防呼吸道传染病的重要防线,可以降低感染呼吸道病毒的风险。口罩不仅可以防止患者喷射飞沫,降低飞沫量和喷射速度,还可以阻挡含病毒的飞沫核,降低佩戴者吸入的风险。空旷场所,不需要佩戴口罩;进入人员密集或密闭的办公场所需要佩戴口罩。在无疫情的办公区域,建议佩戴一次性医用口罩;进入病区等场所时建议佩戴医用外科口罩或更高级别的口罩。

(五) 做好手卫生

勤洗手,确保办公室内配备有效的速干手消毒剂,有条件时,可配备感应式手消毒设施。接触可疑的物品或人以后应该做手卫生;接触需清洁保存的物品前,也应该进行手卫生。有肉眼可见的污物时只能用洗手的方法进行手卫生。洗手有环境和设施条件限制,用时也比较长,如没有可见污物时可以采用更简单便捷的速干手消毒剂揉搓双手。

二、现场工作中的防控

现场工作时,应按要求选择正确的防护装备,充分做好个人防护,同时加强手消毒。脱卸防护用品时尽量少接触污染面;脱下的防护眼罩、长筒胶鞋等非一次性使用的物品应直接放入盛有消毒液的容器内浸泡;其余一次性使用的物品应放入黄色医疗废物收集袋中作为医疗废物集中处置;脱卸防护用品的每一步均应进行手消毒,所有防护用品全部脱完后再次洗手、进行手消毒。

(一)现场流行病学调查人员

对密切接触者调查时,穿戴一次性工作帽、医用外科口罩、工作服、一次性手套,与被调查对象保持至少 1m 的距离。对疑似、临床诊断或确诊病例调查时,建议佩戴工作服、一次性工作帽、一次性手套、医用一次性防护服、医用防护口罩(N95 及以上)、防护面屏或护目镜、工作鞋或胶靴、防水靴套等,对疑似、临床诊断或确诊病例也可考虑采取电话或视频方式流行病学调查。

(二)环境清洁消毒人员

建议穿戴工作服、一次性工作帽、一次性手套和长袖加厚橡胶手套、医用一次性防护服、医用防护口罩(N95 及以上)或动力送风过滤式呼吸器、防护面屏、工作鞋或胶靴、防水靴套、防水围裙或防水隔离衣,使用动力送风过滤式呼吸器时,根据消毒剂种类选配尘毒组合的滤毒盒或滤毒罐,做好消毒剂等化学品的防护。

(三)标本采集人员

建议穿戴工作服、一次性工作帽、双层手套、医用一次性防护服、医用防护口罩(N95 及以上)或动力送风过滤式呼吸器、防护面屏、工作鞋或胶靴、防水靴套。必要时,可加穿防水围裙或防水隔离衣。

(四)实验室工作人员

建议至少穿戴工作服、一次性工作帽、双层手套、防护服、KN95/N95 及以上颗粒物防护口罩或医用防护口罩或动力送风过滤式呼吸器、防护面屏或护目镜、工作鞋或胶靴、防水靴套。必要时,可加穿防水围裙或防水隔离衣。

(王妍彦 著,沈 瑾 审)

参 考 文 献

[1] 国家卫生健康委办公厅,国家中医药管理局办公室.新型冠状病毒肺炎诊疗方案.[Z]. 2020.

[2] 刘莉萍,伍海英.治疗室两种空气消毒方法的对比研究[J].,当代医学,2010,16(6):64-65.

［3］中华人民共和国卫生部.医院空气净化管理规范:WS/T 368—2012［S］.北京:中国标准
　　出版社,2012.

［4］国务院应对新型冠状病毒感染的肺炎疫情联防联控机制.公共场所新型冠状病毒感染
　　的肺炎卫生防护技术指南［Z］.2020.

［5］中华人民共和国卫生部.消毒技术规范(2002年版)［S］.2002.

［6］中华人民共和国卫生部,中国国家标准化管理委员会.速干手消毒剂卫生要求:
　　GB 27950—2011［S］.北京:中国标准出版社,2011.

［7］中华人民共和国卫生部,中国国家标准化管理委员会.二氧化氯消毒剂卫生标准:
　　GB 26366—2010［S］.北京:中国标准出版社,2010.

［8］中华人民共和国卫生部,中国国家标准化管理委员会.过氧化物类消毒剂卫生标准:
　　GB 26371—2010［S］.北京:中国标准出版社,2010.

第三节　其他特定人群个人防护

　　新发呼吸道传染病疫情防控工作中,除医务人员和疾控人员,还有参与病例和感染者转运、尸体处理等工作的其他专业人员。

一、个人防护装备

(一) 手套

　　进入污染区域或进行诊疗操作时,根据工作内容,佩戴一次性使用橡胶或丁腈手套,在接触不同患者或手套破损时及时消毒,更换手套并进行手卫生。

(二) 医用防护口罩

　　进入污染区域或进行诊疗操作时,应佩戴医用防护口罩或动力送风过滤式呼吸器,每次佩戴前应做佩戴气密性检查,穿戴多个防护用品时,务必确保医用防护口罩最后摘除。

(三) 防护面屏或护目镜

　　进入污染区域或进行诊疗操作,眼睛、眼结膜及面部有被血液、体液、分泌物、排泄物及气溶胶等污染的风险时,应佩戴防护面屏或护目镜,重复使用的护目镜每次使用后,及时进行消毒干燥,备用。

(四) 防护服

　　进入污染区域或进行诊疗操作时,应更换个人衣物并穿工作服(外科刷手服或一次性衣物等），外加防护服。

二、手卫生

参与现场工作的所有人员均应加强手卫生措施，可选用含醇速干手消毒剂或醇类复配速干手消毒剂，或直接用 75% 乙醇进行擦拭消毒；醇类过敏者，可选择季铵盐类等有效的非醇类手消毒剂；特殊条件下，也可使用 3% 过氧化氢消毒剂、0.5% 碘伏或 0.05% 含氯消毒剂等擦拭或浸泡双手，并适当延长消毒作用时间。有肉眼可见污染物时应先使用洗手液（或肥皂）在流水下洗手，然后按上述方法消毒。尤其是戴手套和穿个人防护装备前，对病例进行无菌操作前，有可能接触病例血液、体液及其污染物品或污染环境表面之后，脱去个人防护装备过程中，需特别注意执行手卫生措施。

三、个人防护

（一）病例和感染者转运人员

建议穿戴工作服、一次性工作帽、一次性手套、防护服、医用防护口罩或动力送风过滤式呼吸器、防护面屏或护目镜、工作鞋或胶靴、防水靴套等。

（二）尸体处理人员

建议穿戴工作服、一次性工作帽、一次性手套和长袖加厚橡胶手套、防护服、KN95/N95 及以上颗粒物防护口罩或医用防护口罩或动力送风过滤式呼吸器、防护面屏、工作鞋或胶靴、防水靴套、防水围裙或防水隔离衣等。

（段弘扬　著，沈　瑾　审）

参 考 文 献

[1] 国家食品药品监督管理总局.一次性医用口罩:YY/T 0969—2013[S].北京:中国标准出版社,2013.

[2] 国家食品药品监督管理总局.医用外科口罩:YY 0469—2011[S].北京:中国标准出版社,2011.

[3] 中华人民共和国国家质量监督检验检疫总局,中国国家标准化挂历委员会.医用防护口罩技术要求:GB 19083—2010[S].北京:中国标准出版社,2010.

[4] 中华人民共和国国家质量监督检验检疫总局,中国国家标准化挂历委员会.呼吸防护用品 自吸过滤式防颗粒物呼吸器:GB 2626—2006[S].北京:中国标准出版社,2006.

[5] 中华人民共和国国家质量监督检验检疫总局,中国国家标准化挂历委员会.医用一次性防护服技术要求:GB 19082—2009[S].北京:中国标准出版社,2009.

[6] 国家食品药品监督管理总局.医用防护服的选用评估指南:YY/T 1498—2016[S].北京:中国标准出版社,2016.

[7] 国家食品药品监督管理总局.医用防护服的液体阻隔性能和分级:YY/T 1499—2016[S].北京:中国标准出版社,2016.

第十九章 ●●●

警察个人防护

警察由于工作的特殊性,工作过程中接触外来人员比较频繁,同时又根据工作要求,需要频繁变化执勤地点(如交警等),传染病防控难度大,以下措施适用于新发呼吸道传染病疫情期间警务人员的卫生防护。

一、上岗前

每日自我健康监测,早晚定时测量体温,发现体温异常升高或/和出现咳嗽、乏力、鼻塞、流涕、咽痛、腹泻等症状时,不应上岗,必要时到医院进一步排查。

二、工作期间

1. 室内办公场所要保持通风,每日通风 2~3 次,每次 20~30 分钟,办公区域设有洗手龙头或配备速干手消毒剂。

2. 走廊、电梯间等公共区域应保持空气流通,每日对地面以及公用设备进行清洁和消毒。人员在公共区域不宜长时间停留。

3. 参加会议时,全程佩戴口罩,参会人员会议期间相互距离至少 1m。会议室应每日一消毒,召开会议前通风 30 分钟。会议室配备速干手消毒剂或消毒纸巾。

4. 实行错时就餐和分桌就餐。加强餐(饮)具的清洁消毒,餐(饮)具应做到"一人一具一用一消毒"。用餐场所应保持通风换气,每日对餐桌椅及地面进行清洁和消毒。

5. 在接待访客、审讯嫌疑人时,全程佩戴口罩,并要求访客、嫌疑人佩戴口罩。

6. 交通路口执勤时应佩戴口罩和手套,并随身携带消毒纸巾或速干手消毒剂。

7. 警用车辆在驾驶过程中建议采用开窗通风。每日执勤完后对车辆进行清洁和消毒,车辆在消毒之后,打开门窗进行通风。

8. 打喷嚏和咳嗽时遮挡口鼻,用过的纸巾放入有盖的垃圾桶内,打喷嚏和咳嗽后彻底清洗双手。

三、下班后

1. 每日下班后对工作制服、警用装备等进行清洁消毒。

2. 每日对警用车辆内外壁、车厢地面、座椅、门把手等进行彻底擦洗和消毒,可采用有效氯浓度为 250mg/L 的含氯消毒液进行擦拭。

四、疫情应急处置

1. 发现自己出现可疑症状,包括发热、干咳、乏力、鼻塞、流涕、咽痛、腹泻等时,应当立即执行隔离观察,并及时就医排查。

2. 办公场所发现新发呼吸道传染病确诊病例时,应当立即执行隔离观察,并尽快送医排查,对办公场所及确诊病例使用过的所有物品进行全面消杀。

3. 感染治愈后返回工作岗位前,应当居家或集中隔离观察一个最长潜伏期,无异常后方可重新上岗。

(赵康峰　著,应波　审)

第二十章 ●●●

口岸入境人员

在新发呼吸道传染病疫情期间,为了有效防控海外疫情输入情况,应做好我国各入境口岸(港口口岸、陆地口岸和航空口岸)所有入境人员(包括外交人员、外国留学生、来华工作人员、国外务工人员、短期商务或旅行人员等)的管理和个人防护。

一、管理要求

根据国家有关规定,对不同国家和地区入境人员采取临时的管制措施。严格实施"三查、三排、一转运"的检疫措施。

1. 严把入境关 对所有入境人员进行入境健康筛查,要求填报健康申明,入境行程报备。

2. 最长潜伏期隔离 从重点疫情发生国/地区来的人员,入境健康筛查无问题情况下,仍然要求执行入境后居家或集中隔离一个最长潜伏期。

3. 健康监测报告 入境人员自入境之日起每日早晚两次体温测量,连同其他症状监测结果定时报告给居住地、单位或学校疫情防控部门。

4. 重点事件报告 人员入境后对疫情相关重点事件,如所在居住地、单位或学校发现确诊病例,参与疫情处置,患病及就医,出入过疫情处置相关场所(医院、垃圾场等)等,需记录并报告给所在居住地、单位或学校疫情防控部门。发现在海外疫情突出地区有过旅行史、居留史的人员,通报海关检疫部门进行检查检疫。

5. 离境报告 离境前三天报告离境时间和今后三天的行程计划。

6. 制定应急预案 口岸设立临时隔离区,应急防疫人员 24 小时待命,配置齐全的应急设备(转送车辆)和人员防护设备(隔离衣、口罩、手套、洗手液或肥皂等）。

二、口岸场站防控技术要求

1. 入境健康筛查　对所有入境人员入境时进行体温测量及咳嗽、乏力等症状排查。

2. 安排专用廊桥和通道，对行李等进行消毒检疫。

3. 健康申明制度　申报内容除姓名等一般信息外，还应包括来源国/地区、途经（入境）国/地区、入境前不少于一个最长潜伏期连续时长健康状况（有无发热、咳嗽等症状，有无就医经历及就诊医疗机构名称、诊断结果、治疗和服用药物情况等）。

4. 入境行程报备　要求填报入境原因、邀请方、接待方、国内居住地址、计划行程，以及联系方式等。

5. 对有发热、咳嗽等症状者，立即在临时隔离区隔离，专车送往定点医疗机构进行进一步排查。

三、个人防护

（一）隔离期间

1. 遵守所在社区防疫要求，申领个人健康码，进出小区接受体温测量及其他防疫检测。

2. 居室勤通风，优先开窗通风。尽量避免使用空调。

3. 居室保持环境整洁，垃圾及时清理，床铺整洁。

4. 饭前、如厕后、触碰快递包装等情况下进行手卫生。

5. 每日进行自我体温测量并记录。

（二）隔离结束

1. 加强手卫生　日常餐前、便后、外出返回、触碰栏杆、电梯按钮等情况下，及时进行手卫生。

2. 佩戴口罩　日常外出、到人员相对较多的场所等情况下佩戴口罩。

3. 减少多人聚集　少不必要的人员聚集性活动，通过网络进行会议、授课、交流等活动。在人员聚集场所，与其他人保持1m以上距离。

4. 个人物品消毒　钥匙、手机、衣物等定期消毒处理。

5. 注意通风换气　每日开窗 2~3 次,每次 30 分钟。

6. 保持环境整洁,垃圾及时清理。

(三)应急处置

1. 出现发热、干咳、乏力、鼻塞、流涕、咽痛、腹泻等新发呼吸道传染病可疑症状时,应当立即进行居家隔离,及时向所在居住地、单位或学校疫情防控部门报告,并及时前往医疗机构进一步排查。

2. 被确诊为疑似病例或确诊病例的,应当立即前往定点医疗机构就诊。就医途中如乘坐公共交通工具,应佩戴口罩,做好个人防护。

3. 在医疗机构就诊后,以及新发呼吸道传染病人员治愈后返回的人员,应当在居住地隔离观察,无异常后方可继续工作、学习。

（赵康峰　著,应　波　审）

第二十一章 ●●●

教师、学生个人防护

第一节 教师个人防护

在新发呼吸道传染病暴发期间,教师首先要保护好自己,提高自身的防护意识和防护技能,然后才能为学生做出表率作用。

一、上岗前

(一)注意身体状况

1. 膳食平衡,三餐合理,规律进餐,每日保证充足饮水,最好选用白开水。

2. 积极锻炼身体,增强体质,注意运动期间防护。生活规律,保证充足睡眠时间。

3. 主动做好健康监测,如出现身体不适,及时向学校反馈并采取相应措施。

(二)减少不必要的外出

1. 尽量减少外出、聚餐和聚会。避免到空气流动性差的场所。

2. 如果外出,应做好个人防护和手卫生。须佩戴口罩和手套,建议步行、骑行或乘坐私家车,避免乘坐公共交通工具出行。

3. 如果乘坐公共交通工具,务必全程佩戴口罩,建议佩戴手套,途中尽量避免用手直接触摸车上物品。

4. 外出回家后首先要洗手消毒,手机、钥匙、手套等可能会频繁接触到的物品使用手消毒液擦拭。

二、工作期间

(一)注意个人防护

1. 不随地吐痰;不乱扔垃圾;咳嗽和打喷嚏时,要用肘袖部位或纸巾遮掩口、鼻。避免用手触摸口鼻、眼睛。咳嗽和打喷嚏时用过的纸巾要扔到有盖的垃圾桶内。

2. 校园内人与人之间尽量保持至少 1m 距离,尽量减少交谈。

3. 随身可携带一次性使用医用口罩。

(二)注意手卫生

1. 餐前,便前便后,接触垃圾,外出归来,使用体育器材、学校电脑等公用物品后,接触动物后,触摸口、鼻等"易感"部位之前,接触污染物品之后,均要洗手。

2. 洗手时应采用洗手液(或肥皂),在流水下洗手,按照"七步洗手法"彻底洗净双手,也可使用速干手消毒剂揉搓双手。

(三)加强通风换气

1. 保持办公室室内空气流通,首选自然通风,每日通风 2~3 次,每次 20~30 分钟。

2. 有集中式空调的,要采用最大新风量运行。

(四)减少交流

1. 尽可能减少与工友交流,采取手势或者其他形体语言示意对方;若必须交流时,则双方佩戴口罩并保持至少 1m 的距离。

2. 尽量少开会,能用其他方式沟通的就不要开会,如必须要开会,应尽量减少参会人员、缩短开会时间,并在宽敞通风的场合开会。

(五)就餐

1. 应采取错峰、打包的方式就餐,避免在食堂就餐,同时减少与同事在食堂中交流。

2. 餐具要注意清洗消毒。

三、下班后

1. 在居家、户外、无人员聚集、通风良好的区域不需要佩戴口罩。

2. 减少去人员密集的场所(如购物、餐厅等)或乘坐厢式电梯、公共交通工具。减少与他人交流或交往,近距离接触时要佩戴口罩。

3. 出现异常症状时要及时就医排查。

4. 与出院康复人员共同生活的人员要做好个人防护。

四、疫情应急处置

1. 工作过程中,若发现有疑似症状人员,应及时上报,并做好自我防护。

2. 发现自己出现可疑症状,包括发热、干咳、乏力、鼻塞、流涕、咽痛、腹泻等时,应当立即执行隔离观察,并及时就医排查。

3. 治愈后返回工作岗位前,应当居家或集中隔离一个最长潜伏期,例如新冠肺炎居家或集中隔离 14 天,无异常后方可重新上岗。

(张宇晶　著,应　波　审)

第二节　学生个人防护

在新发呼吸道传染病流行期间,学生的自我防护意识相对薄弱,是易感人群,无论在家中还是在学校都需要做好个人防护。

一、上学前

(一)加强居家环境清洁

1. 居室勤开窗通风换气,提高室内空气质量。

2. 卫生间洗手盆、淋浴等排水管道要勤冲洗,确保∪形管道和下水道的水封隔离效果。

(二)注意个人卫生

1. 勤洗手,保持手卫生,饭前便后、外出回家、戴口罩前、摘口罩后、咳嗽手捂之后,用洗手液(或肥皂)流水洗手,或者使用速干手消毒剂。不确定手是否清洁时,避免用手接触口、鼻、眼。

2. 遵守"咳嗽礼仪",打喷嚏或咳嗽时,用纸巾或用手肘衣服遮住口、鼻。口、鼻分泌物用纸巾包好后,弃置于有盖的垃圾桶内。

3. 家庭成员不共用毛巾和餐饮具。

(三)减少外出

1. 尽量减少外出活动,减少聚餐和聚会,不去人员密集的公共场所,尤其是空气流动性差的密闭空间。

2. 若必须出门,需佩戴口罩并携带速干手消毒剂,建议步行、骑行或乘坐私家车,减少乘坐公共交通工具出行。

3. 如必须乘坐公共交通工具,务必全程佩戴口罩,途中尽量避免用手直接触摸车上物品。

4. 减少接触公共场所的公用物品和设备。

5. 外出回家摘掉口罩后首先要洗手消毒,手机、钥匙等可能会频繁接触到的物品使用消毒湿巾或75%乙醇擦拭。

(四) 做好健康监测

1. 注意营养均衡,睡眠充足,适度运动。

2. 每日在家进行自我健康监测(测量体温),并根据社区或学校要求向社区或学校指定负责人报告。

3. 若出现可疑症状,应及时报告或由监护人向学校或社区报告,做好防护后及时就医排查。

二、在学校期间

1. 在教室、图书馆等人员密集区域,须全程佩戴口罩,尽量与他人保持距离。保持手卫生,遵守"咳嗽礼仪"。触碰墙面、门把手等公共部位后,要注意勤洗手,或使用速干手消毒剂,或用消毒湿巾擦拭,防止病毒传播。

2. 保持室内清洁和通风,不与他人共用物品,不随地吐痰。保持衣物等纺织物清洁,可定期消毒处理。住校生尽量减少不必要的外出,避免接触其他人员。

3. 在食堂尽量分散就餐,分餐进食,餐前、餐后注意洗手,避免面对面就餐,与他人保持安全距离,避免扎堆就餐和就餐时交流。

4. 校园内人与人之间尽量保持至少 1m 距离。进校门主动接受体温检测。

5. 在校期间应每日监测体温和健康状况。如出现可疑症状,应立刻向班主任或学校疫情管理人员报告,配合医疗卫生机构做好密切接触者管理和消毒等工作。

三、放学后

1. 在居家、户外、无人员聚集、通风良好的区域不需要佩戴口罩。

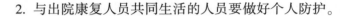

2. 与出院康复人员共同生活的人员要做好个人防护。

四、疫情应急处置

1. 发现自己出现可疑症状,包括发热、干咳、乏力、鼻塞、流涕、咽痛、腹泻等时,应当立即执行隔离观察,并及时就医排查。

2. 治愈后返回学校前,应当居家或集中隔离一个最长潜伏期,例如新冠肺炎居家或集中隔离 14 天,无异常后方可重新上岗。

（张宇晶　著,应　波　审）

第二十二章 ●●●
企业人员个人防护

疫情形势对我国的经济社会发展有着重大的影响,为实现科学精准防疫、推动企业单位稳步有序复工复产,引导企业切实增强疫情防控意识,坚决防止复工复产中聚集性感染事件发生,本章指南为企业人员个人防护提供参考建议。

一、工作前

在出门前先进行体温测量,体温测量正常后,身着统一的工作服进入厂区。

二、工作期间

(一) 注意个人防护

1. 口罩　根据工作性质的不同,建议佩戴合适的口罩。存在化学毒物和粉尘的作业场所,员工应根据接触浓度佩戴具备防毒、防尘功能的组合防毒面具。存在化学毒物的作业场所,应优先选用防毒、防尘功能的组合防毒面具。只具有防毒功能的面具,也可以在其滤毒盒前端添加尺寸合适的滤棉;不具备条件的,作业期间先选用防毒面具。出毒物作业区卸下防毒面具后应佩戴一次性医用外科口罩或医用防护口罩。存在粉尘的作业场所,应正确佩戴防颗粒物的 N95 口罩。在口罩发生损坏或阻力明显增加时应立即更换。在佩戴口罩前和摘下口罩后应洗手。

2. 手套　一次性使用手套不可重复使用,其他重复使用手套需每天清洗消毒。应加强手卫生措施,可用有效的含醇速干手消毒剂,特殊条件下,也可

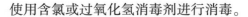

使用含氯或过氧化氢消毒剂进行消毒。

（二）加强工作场所的通风换气

工作区可以开门开窗或增大空调通风系统新风量,增加室内外空气的换气次数,并注意定期清洁处理空调滤网。

（三）清洁消毒

对办公区或休息区经常接触的物体表面(如桌面、扶手、座椅等)消毒,可采用有效氯浓度为 $250\sim500mg/L$ 的含氯消毒剂进行喷洒或擦拭。

（四）减少交流

1. 尽可能减少与工友交流,采取手势或者其他形体语言示意对方;若必须交流时,则双方佩戴口罩并保持至少 1m 的距离。

2. 尽量少开会,能用其他方式沟通的就不要开会,如必须开会,应尽量减少参会人员、缩短开会时间,并在宽敞通风的场合开会。

（五）就餐

1. 应采取错峰、打包的方式就餐,避免在食堂就餐,同时减少与同事在食堂中交流。

2. 餐具要注意清洗消毒。

三、下班后

1. 在居家、户外、无人员聚集、通风良好的区域不需要佩戴口罩。

2. 减少去人员密集的场所(如购物、餐厅等)或乘坐厢式电梯、公共交通工具。减少与他人交流或交往,近距离接触时要佩戴口罩。

3. 出现异常症状时要及时就医排查。

4. 与出院康复人员共同生活的人员要做好个人防护。

（张宇晶　著,潘力军　审）

第二十三章 ●●●

事业单位人员个人防护

事业单位在疫情中或多或少承担了一些社会责任,在工作的同时做好自身的个人防护十分重要。本篇为事业人员个人防护提供参考建议,部分内容也可参考上篇。

一、上班前

1. 自行监测体温。体温有异常者,应立刻就医进行排查。
2. 尽量减少乘坐公共交通工具。随身携带消毒湿巾,随时做好手卫生。

二、工作期间

1. 在进入工作单位前先进行体温测量,体温测量合格后,再进入工作区。
2. 多人办公室时,建议佩戴口罩,谈话交流要保持至少 1m 的安全距离。
3. 适当增加开窗通风时间,但要注意保暖,防止感冒。
4. 打印机、传真机、饮水机等公共用品使用前后要洗手。传递文件或物品前后都要洗手,传递时要佩戴口罩。对于负责收发文件或其他用品频繁的工作人员,应佩戴口罩和手套。
5. 应加强个人卫生,打喷嚏和咳嗽时应用纸巾或肘臂部位遮蔽口鼻,将打喷嚏和咳嗽时使用过的纸巾放入有盖的垃圾桶内,打喷嚏和咳嗽后应用洗手液(或肥皂)彻底清洗双手。
6. 减少开会频次和会议时长,会议期间温度适宜时应当开窗或开门。建议采用网络视频会议等方式。

三、下班后

1. 在居家、户外、无人员聚集、通风良好的区域不需要佩戴口罩。

2. 减少去人员密集的场所(如购物、餐厅等)或乘坐厢式电梯、公共交通工具。减少与他人交流或交往,近距离接触时要佩戴口罩。

3. 出现异常症状时要及时就医排查。

4. 与出院康复人员共同生活的人员要做好个人防护。

四、应急处置

在岗期间注意身体状况,当出现发热、乏力、干咳等症状时,要及时到应急区域进行暂时隔离,并就近就医。尽量避免乘坐公交、地铁等公共交通工具,前往医院的路上和在医院内应当全程佩戴医用口罩。

（张宇晶　著,潘力军　审）

第二十四章 ●●●

服务业人员个人防护

第一节　保洁员个人防护

保洁人员接触人员频繁,是新发呼吸道传染病暴发的高危群体,因此要提高个人防护意识。

服务员日常工作场所人员密集,是暴发呼吸道传染病的高危场所。服务员接触人员众多,所以自身防护非常重要。

一、工作前

在上岗前先进行体温测量,体温测量正常后,必须先佩戴好口罩、手套、胶靴和工作服,再开始工作。

二、工作期间

1. 清理会议室、办公室、卫生间等室内环境时,应对经常接触的物体表面(如桌面、扶手、座椅、公用设备等)消毒,并记录消毒时间。

2. 在处理垃圾时,如遇废弃口罩等垃圾,切忌徒手捡拾。

3. 在喷洒消毒液时,应佩戴口罩、手套,避免消毒剂刺激眼睛或吸入口、鼻。

4. 在保洁过程中需要与人交谈时,保持最少 1m 以上的距离,避免与其他人员近距离接触和交谈。

5. 加强手卫生,用洗手液(或肥皂)在流水下洗手,或用速干手消毒剂揉搓双手。

6. 应相对固定工作区域,避免人员在各区域间走动造成交叉感染。

三、休息就餐期间

1. 就餐时应避免聚集,减少交流,餐具注意清洗消毒。

2. 休息时应在空气流通场所,同时避免人员聚集。

四、工作结束后

1. 在保洁结束后,对保洁工具、胶鞋和工作服进行全面清洗消毒处理。

2. 可重复使用的手套、工作服等需要清洗时,应先使用有效氯浓度为 250mg/L 的消毒剂浸泡消毒 20~30 分钟后,再用清水清洗并晾晒。

3. 如住集体宿舍,须主动配合用人单位建立健康监测制度;宿舍勤通风,并保持宿舍内环境干净、整洁。

五、应急处置

1. 工作过程中,若发现疑似症状人员,应及时上报,并做好自我防护。

2. 发现自己出现可疑症状,包括发热、干咳、乏力、鼻塞、流涕、咽痛、腹泻等时,应当立即执行隔离观察,并及时就医排查。

3. 治愈后返回工作岗位前,应当居家或集中隔离一个最长潜伏期,例如新冠肺炎居家或集中隔离 14 天,无异常后方可重新上岗。

（张宇晶　著,潘力军　审）

第二节　服务员个人防护

服务员日常工作场所人员密集,是暴发呼吸道传染病的高危场所。服务员接触人员众多,所以自身防护非常重要。

一、工作前

1. 在上岗前先进行体温测量,如果有发热、咳嗽等可疑症状时,应自觉停止工作,及时就医并上报。

2. 准备好个人防护用品,做好工作服的清洁。

3. 必须先穿戴好口罩和工作服,再开始工作。

二、工作期间

1. 工作期间,确保身体状况良好,避免过度劳累,杜绝带病上岗。

2. 加强手卫生,用洗手液(或肥皂)在流水下洗手,或用速干手消毒剂揉搓双手。

3. 工作期间应佩戴口罩,与他人交谈时尽量保持至少 1m 距离;穿工作服,并保持工作服干净整洁。

4. 为顾客提供服务时,尽量避免与顾客直接接触,减少与顾客的交流时间。

5. 就餐时建议自带餐具,打包或外卖,尽量避免堂食,如在食堂应错峰就餐,尽量减少交流,缩短就餐时间。

6. 如出现发热、咳嗽等可疑症状时,应立即报告用人单位,并及时前往就近医疗机构就诊。

7. 遵守"咳嗽礼仪",打喷嚏或咳嗽时,用纸巾或用手肘衣服遮住口、鼻。口、鼻分泌物用纸巾包好后,弃置于有盖的垃圾桶内。

三、下班后

1. 宿舍应保持空气流通,环境整洁,垃圾及时清理。

2. 避免扎堆聊天,尽量减少外出活动,减少聚餐和聚会,不去人员密集的公共场所,尤其是空气流动性差的密闭空间。

3. 定期清洗工作服,不与他人共用毛巾和餐饮具,住宿区不串门,不接触非本宿舍人员。

4. 适度运动,保证睡眠充足。

5. 在宿舍进行自我健康监测(测量体温),若出现可疑症状,应及时就医排查。

(张宇晶　著,潘力军　审)

第三节　快递员个人防护

快递正常运营是群众的基本生活需求之一。在新发呼吸道传染病疫情期间,居民需要减少不必要的出行,网上购物成为很多人获取生活物资的首选方式。快递员的投递业务量大,活动范围大,接触客户多,保障快递员的安全是疫情防控的重要环节之一。

一、上岗前

1. 主动学习防控知识,掌握自我防控技能,熟知防控措施。

2. 自行监测健康状况,如果有发热、咳嗽等可疑症状时,应自觉停止工作,及时就医并上报。

3. 每日到岗前先进行体温测量,体温正常后方可上岗工作。

4. 公司应为快递员提供足够的口罩和速干手消毒剂等防护用品。

二、工作期间

1. 工作时应穿戴口罩和工作服,有条件的可戴手套。

2. 注意勤洗手,保持手卫生。送完快递时可用流水或速干手消毒剂进行手部清洁。

3. 邮件派送时减少使用厢式电梯,乘坐厢式电梯时注意与他人保持至少1m距离。

4. 尽量不要用手直接触摸门把手、楼梯扶手、电梯按键等公共物品和设施。

5. 减少与顾客的接触和交流,快递交接优先考虑使用快递柜,尽量做到无接触配送。

6. 遵守"咳嗽礼仪",打喷嚏或咳嗽时,用纸巾或用手肘衣服遮住口、鼻。口、鼻分泌物用纸巾包好后,弃置于有盖的垃圾桶内。

三、工作结束后

1. 宿舍应保持空气流通,环境整洁,垃圾及时清理。

2. 避免扎堆聊天,尽量减少外出活动,减少聚餐和聚会,不去人员密集的公共场所,尤其是空气流动性差的密闭空间。

3. 定期清洗工作服,不与他人共用毛巾和餐饮具,住宿区不串门,不接触非本宿舍人员。

4. 适度运动,保证睡眠充足。

5. 在宿舍进行自我健康监测(测量体温),若出现可疑症状,应及时就医排查。

(刘　航　著,王先良　审)

第四节　厨师个人防护

厨师工作是保障餐饮服务卫生安全的核心,其直接关系到顾客和员工的饮食安全和身体健康,是控制传染病传播的重要环节。在呼吸道传染病流行期间,须提高厨师的防护意识,做好个人防护和清洁消毒工作,培养良好的卫生习惯。本节指南适用于新发呼吸道传染病流行期间,厨师的个人防护。

一、上岗前准备

1. 应持健康证上岗,每日进行体温监测,杜绝带病上班。

2. 上下班建议步行、骑行或乘坐私家车,尽量减少乘坐公共交通工具出行。如乘坐公共交通工具,务必全程佩戴口罩,途中尽量避免用手直接触摸车上物品。

二、工作过程中

1. 勤洗手、保持手卫生。特别是食品加工前后用洗手液(或肥皂)流水洗手,尽量减少接触公用物品和设备。

2. 佩戴口罩,穿戴工作服、工作帽和手套,保持个人卫生和工作服帽整洁干净。根据不同工作环境,选用适宜的个人防护用品。

3. 食品加工和烹饪期间,全程佩戴口罩,尽量减少不必要的交流。

4. 保证操作间空气流通,环境整洁,操作人员间保持安全距离。

5. 加大食品加工设施设备的清洁消毒频次,保障设施设备洁净并运转正常。

6. 规范食品加工制作过程,不同类型的食品原料要分开储存、分开加工。

7. 烹饪过程要做到生熟分开、烧熟煮透。

8. 餐饮具要保持清洁卫生,做到一人一用一消毒。

9. 严禁宰杀、烹饪野生动物或患病禽畜。

10. 上班不串岗,禁止扎堆聊天,交谈时保持安全距离。

11. 如出现发热、咳嗽等可疑症状时,应立即向用人单位报告,并及时前往医疗机构就诊。

三、下班后

1. 居室或宿舍应保持空气流通、环境整洁,垃圾及时清理。

2. 勤洗手,饭前便后、外出回来、戴口罩前、摘口罩后、咳嗽手捂之后,用洗手液(或肥皂)流水洗手,或者使用速干手消毒剂。

3. 遵守“咳嗽礼仪”,打喷嚏或咳嗽时,用纸巾或用手肘衣服遮住口、鼻。口、鼻分泌物用纸巾包好后,弃置于有盖的垃圾桶内。

4. 家庭或宿舍成员不共用毛巾和餐饮具,住宿区不串门,不接触非本宿舍人员。

5. 适度运动,保证睡眠充足。

6. 尽量减少外出活动,减少聚餐和聚会,不去人员密集的公共场所,尤其是空气流动性差的密闭空间。

7. 每日在家或宿舍进行自我健康监测(测量体温),并根据社区或用人单位要求报告。若出现可疑症状,应及时向社区或用人单位报告,做好防护后及时到定点医院就诊。

8. 对于假期在外地,尤其是来自疫情高发区的厨师,在复工前返回工作地并居家或集中隔离一个最长潜伏期,如新型冠状病毒肺炎需要居家或集中隔离 14 天。解除隔离观察后才能返回用人单位。

（应　波　著,潘力军　审）

第五节 司机个人防护

司机可能每天要接送不同的乘客,乘客有可能是疑似病例或感染者,其不但要做好自身的防护,还要保证乘客的出行安全,做好交通工具的清洁消毒,防止交叉感染。本节指南适用于新发呼吸道传染病流行期间,司机的个人防护。

一、上岗前

1. 应持证上岗,每日进行体温监测,杜绝带病上班。

2. 每日出行载客前应对车辆内部进行清洁消毒。

3. 车内应配备口罩、消毒湿巾或速干手消毒剂等消毒和个人防护用品。

4. 去单位开会和办事,应佩戴口罩,做好个人防护,交谈与办事均要与他人保持安全距离。

二、工作过程中

1. 司机工作时应增加车门把手、方向盘和车内扶手等部位的清洗消毒频次。

2. 勤洗手、保持手卫生,无流水时使用消毒湿巾或速干手消毒剂搓揉双手。

3. 在气温、行驶速度等条件允许的情况下,尽量关闭车内空调,开窗通风。

4. 司机应全程佩戴口罩,同时提醒车上乘客保持安全距离、佩戴口罩并减少交流。

5. 打喷嚏或咳嗽时,用纸巾、手帕等遮住口鼻,或采用肘臂遮挡。

6. 如在相对封闭的地下停车场等待乘客时,应关闭门窗,开启空调内循环模式,防止污染空气进入车厢内。

7. 司机休息时选择空旷人流稀少的场所饮食休息,可自带餐食或选择外卖打包后在车上用餐。

8. 如遇乘客呕吐,先用消毒剂加吸水材料(或消毒湿巾)对呕吐物进行覆盖消毒,清除呕吐物,再使用消毒剂对物体表面进行消毒处理。

9. 通过车载广播、汽车座椅背面张贴宣传海报或提示性标语等方式开展卫生防护知识宣传。

10. 休息和排队等候时应减少扎堆聊天,交流时保持安全距离。

11. 有疑似感染者搭乘后,应及时做好车辆物体表面(座椅、方向盘、车窗、车把手、扶手等)和空调系统的终末消毒。其他同乘者应接受一个最长潜伏期隔离观察,如新型冠状病毒肺炎隔离医学观察 14 天。

三、下班后

1. 居室应保持空气流通、环境整洁,垃圾及时清理。

2. 勤洗手,饭前便后、戴口罩前、摘口罩后、咳嗽手捂之后,用洗手液(或肥皂)流水洗手,或者使用速干手消毒剂。

3. 遵守"咳嗽礼仪",打喷嚏或咳嗽时,用纸巾或用手肘衣服遮住口、鼻。口、鼻分泌物用纸巾包好后,弃置于有盖的垃圾桶内。

4. 下班回家摘掉口罩后首先要洗手消毒,手机、钥匙等可能会频繁接触到的物品使用消毒湿巾或 75% 乙醇擦拭。

5. 家庭成员不共用毛巾和餐饮具。

6. 适度运动,保证睡眠充足。

7. 尽量减少外出活动,减少聚餐和聚会,不去人员密集的公共场所,尤其是空气流动性差的密闭空间。

8. 每日在家进行自我健康监测(测量体温),并根据社区或用人单位要求报告。若出现可疑症状,应及时向社区或用人单位报告,做好防护后及时到定点医院就诊。

(应波　著,潘力军　审)

第六节　水、电、煤气工作人员个人防护

在新发呼吸道传染病流行期间,很多公司停止营业或居家办公。水、电、煤气是居民生活的必需品,自来水公司、电力公司、煤气公司仍然需要开展必

要的上门维修服务等工作。维修人员与报修客户可能存在必要的近距离沟通交流,做好相关人员的防护工作非常重要。

一、上岗前

1. 主动学习防控知识,掌握自我防控技能,熟知防控措施。

2. 自行监测健康状况,如果有发热、咳嗽等可疑症状时,应自觉停止工作,及时就医并上报。

3. 每日到岗前先进行体温测量,体温正常后方可上岗工作。

二、工作期间

1. 正确佩戴口罩,并提醒到营业厅办理业务的市民佩戴口罩。

2. 加强手卫生措施,勤用流水洗手或使用速干手消毒剂;接触可疑污染物时,应用洗手液(或肥皂)洗手。

3. 在办公室时应避免扎堆聊天。

4. 鼓励用户利用网上银行、无线网络支付等多种渠道交纳水费、电费、煤气费等。

5. 暂停煤气民用户入户抄表、安检工作,工作人员采用电话、微信或短信的方式与用户联系,抄收计费。

6. 暂停预约煤气民用户改线、点火、过户等非紧急工作。

7. 上门服务前要与客户电话沟通,确定上门地点和周围是否有确诊病例、疑似病例、居家观察者,根据具体情况,做好个人防护。

8. 前往客户家时尽量减少乘坐公共交通工具。

9. 上门服务时应减少使用厢式电梯,乘坐厢式电梯时注意与他人保持一定的安全距离。

10. 尽量不要用手直接触摸门把手、楼梯扶手、电梯按钮等公共物品和设施。

11. 工作中避免与客户近距离接触,保持至少1m距离,缩短交谈时间。

三、工作结束后

1. 及时用洗手液(或肥皂)流水洗手。

2. 定期清洗工作服。

3. 避免扎堆聊天,减少聚集性活动。

（刘　航　著,王先良　审）

第七节　保安个人防护

保安指为防止在生产生活过程中发生人身事故、财产损失,保障单位正常工作秩序,从事保卫治安工作的人。保安人员在日常工作中,接触人员多,工作范围广,保障保安人员的安全是疫情防控的重要环节之一。

一、工作前

1. 由外地返回后居家或集中隔离医学观察,每日测量体温并如实记录;出现发热、干咳等症状时,做好个人防护并及时就医。

2. 每日到岗前先进行体温测量,体温正常后需佩戴口罩并穿着工作服上岗,做好自我健康监测。

3. 主动学习防控知识,掌握自我防控技能,熟知防控措施。

二、工作期间

（一）做好个人防护

1. 保安室每日定时通风,做好预防性消毒,如接待外来人员增多,应增加消毒频次。

2. 在工作过程中要全程佩戴口罩,注意保持与服务对象的安全距离,并减少对话,避免高声喧哗。

3. 保安工具做到专区专用、专物专用。

4. 应在固定工作区域内活动,避免在其他区域走动造成交叉感染。

5. 减少与同事的接触频率和时间,不扎堆聊天,尽量不参加聚集性活动。

（二）集体宿舍防护

1. 集体宿舍应每日开窗通风,保持室内空气流通;尽量不入住无窗户的集体宿舍。

2. 保持宿舍清洁卫生,垃圾及时清理。确保居住环境干净安全。

3. 在宿舍内与他人保持至少 1m 距离。

4. 如同住舍友出现疑似症状,应及时上报并做好自我防护。

5. 有条件时选择人均面积不少于 $4m^2$ 的宿舍,尽量避免在地下空间居住。

(三)特殊场所保安防护

保安如需进入医疗或隔离区域时,按相关区域防护要求使用防护用品,并正确穿戴和脱摘。

三、工作后

1. 结束工作后,及时用洗手液(或肥皂)流水洗手。不方便洗手的,可使用速干手消毒剂。

2. 工作服脱下后要定点存放并定期清洗,接触疑似症状人员后,应及时换下工作服并密封送至用工单位进行消毒。

四、疫情应急处置

1. 工作过程中,若发现疑似症状人员,应及时上报,并做好自我防护。

2. 发现自己出现可疑症状,包括发热、干咳、乏力、鼻塞、流涕、咽痛、腹泻等时,应当立即执行隔离观察,并及时就医排查。

3. 治愈后返回工作岗位前,应当居家或集中隔离一个最长潜伏期,例如新型冠状病毒肺炎居家或集中隔离 14 天,无异常后方可重新上岗。

(李 莉 著,王先良 审)

第八节 环卫工人个人防护

环卫工人被人们赞誉为"城市美容师",把我们的城市打扫得非常干净,让我们有了新鲜的空气和干净的城市。环卫工人在清洁城市的同时也需要自我防护,尤其在新发呼吸道传染病流行期间。环卫工人流动性大,防护意识薄弱,本节为其提供参考建议。

一、上岗前

1. 在出门前先进行体温测量,体温测量正常后,身着统一的环卫工作服。

2. 必须佩戴口罩、手套、工作服再进入作业区,可携带手消毒液等物品做好防护。

二、工作期间

(一)道路清洁人员

1. 在清扫保洁的整个过程中,切忌摘除口罩、手套,切忌用手触碰眼、口、鼻等处,如有特殊情况,请先将手套摘除,再用洗手液(或肥皂)流水洗手后方可触碰;口罩脏污、变形、损坏时需及时更换。

2. 在道路清扫期间,如遇地面上的零星垃圾,特别是弃用口罩、手套等医疗垃圾,必须使用作业工具挟起后置于保洁车内,切忌徒手捡拾。

3. 在人群密集的场所作业时,应当错峰,待人群分散后再继续保洁。

4. 在清扫保洁过程中需要与工友交谈时,保持最少 1m 以上的距离,在工作过程中应减少交流,切勿扎堆聚集。

5. 在公休点休息时,应当先进门再脱下手套和口罩,并及时洗手,避免与其他工友近距离接触和交谈。

(二)下水道维修工人

1. 下水道维修工人使用工具检修、操作时,要佩戴医用外科口罩、手套、护目镜,有必要时戴面罩,使用前后对工具进行清洁消毒;口罩脏污、变形、损坏、有异味时需及时更换。

2. 当需要检修的部位要求与污水直接接触时,建议工作人员可以内层佩戴丁腈手套,外层佩戴厚橡胶手套,检修结束后要立即洗手,清洁工具及其他可清洁的防护用具。

(三)垃圾收集运输人员

1. 收运作业人员和转运车辆司机要规范穿戴口罩、橡胶手套、护目镜、工作鞋,身穿工作服;直接与垃圾接触人员要穿连体防护服;每天进行两次体温测量,并做好记录。

2. 在垃圾收运前需要对垃圾收运工具进行消毒,前往收运地点的路上,尽可能不摘口罩、手套,尽量不用手触碰眼、口、鼻等处。

3. 收运区域、收运车辆作业完成后需进行清洗及消毒杀菌。

4. 疑似病例安置点的生活垃圾按照医疗垃圾标准,由医疗垃圾处理专门公司上门收运,不得混入生活垃圾收运体系,健康人员和车辆不得与其接触;对临时封闭区域的生活垃圾收运要先消毒再收运。

三、下班后

1. 在保洁结束后,环卫工人须对保洁工具进行全面消毒处理。

2. 返回家中后,应先洗澡,并将一次性口罩和手套集中处理。

3. 在居家、户外、无人员聚集、通风良好的区域不需要佩戴口罩。

4. 减少去人员密集的场所(如商场、餐厅等)或乘坐厢式电梯、公共交通工具。减少与他人交流或交往,近距离接触时要佩戴口罩。

5. 出现异常症状时要及时就医排查。

6. 与出院康复人员共同生活的人员要做好个人防护。

(张宇晶　著,潘力军　审)

第二十五章 ●●●

务工人员个人防护

农民工是城市建设的主力军,人员数量大,集中性工作特点强,以下措施适用于新发呼吸道传染病疫情期间农民工的个人健康防护。

一、上岗前

(一)返城前

返城前要查询工作所在地的人员管理要求。自行监测体温,体温异常者,如新型冠状病毒肺炎是高于 37.3℃,暂缓返城,居家隔离观察,并及时就医进行排查。

(二)返城途中

1. 尽量采取网络购票和非现金支付方式购票,排队购票或候车/机时佩戴口罩,人与人之间保持 1m 以上距离。

2. 就餐前、如厕后及时洗手。

3. 乘坐交通工具时遵守疫情期间管理规定,应佩戴口罩,隔位就坐,乘车期间减少闲谈,不高声谈话;咳嗽时遮挡口鼻;若自感觉发热或发现他人有发热、咳嗽等症状,请及时向乘务人员报告,并到车厢隔离区就座。

二、工作期间

1. 健康监测,每日早晚自测体温 2 次,一旦发现体温异常升高或/和出现咳嗽、乏力等症状,及时报告并接受进一步检查确认。

2. 宿舍勤通风,保持床铺整洁,地面卫生干净,垃圾及时清理。

3. 工作过程中佩戴口罩,人与人之间保持一定距离,工作期间不高声喧哗,咳嗽时遮挡口鼻,如厕后及时洗手。

4. 避免多人食堂就餐,不多人一起聚餐,采取错时用餐的方式,用餐时不高声谈话。餐(饮)具清洁消毒前先去残渣和清洗,采用煮沸或流通蒸汽消毒15分钟,或采用热力消毒柜等消毒方式,或采用有效氯浓度为250mg/L的含氯消毒剂浸泡消毒30分钟后用水冲洗干净。

5. 当发现人呕吐物时,应当立即用一次性吸水材料加足量消毒液或有效的消毒干巾进行覆盖,清除呕吐物后,再使用季铵盐类消毒剂或含氯消毒剂进行物体表面消毒处理。

6. 衣服、被褥、床单等纺织物的清洁消毒,可用流通蒸汽或煮沸消毒30分钟,或先用有效氯浓度为500mg/L的含氯消毒剂浸泡30分钟,然后常规清洗。

三、下班后

1. 不聚集,不聚餐。
2. 加强宿舍通风换气和环境清洁。

四、应急处置

1. 发现疑似/确诊病例时,应立即送至隔离区进行隔离,并进行报告。暂时关闭工作场所。

2. 对发现疑似/确诊病例的工作场所及其使用过的所有工具、公用物品进行彻底消毒。

五、农民工应知应会

(一)正确佩戴口罩

佩戴口罩前,应先洗手,佩戴时将有颜色/褶纹向下的一面向外,有金属条的一边向上,拉开口罩,使口罩完全覆盖口、鼻和下巴,然后把口罩的金属条沿鼻梁两侧按紧,使口罩紧贴面部。佩戴口罩后,应避免触摸口罩。

(二)口罩使用注意事项

1. 口罩一般避免多次使用。
2. 口罩佩戴前洗手,佩戴时避免接触口罩内侧。
3. 摘除时,不要触碰口罩外侧,摘下口罩后立即洗手。

4. 当口罩脏污、变形、损坏、有异味时,应更换。

5. 用过的口罩不可随意丢弃,密封收集后投放到专用垃圾桶。

(三) 正确使用消毒剂

1. 不同消毒剂不能混用。

2. 不可过多存放消毒剂。

3. 配制时严格按照消毒液使用说明书进行,一般现配现用,在空气流通的环境下进行稀释配制,配制时佩戴口罩和手套。

(四) 皮肤、眼睛沾染上消毒剂后紧急处理措施

皮肤、眼睛不小心沾染上消毒剂后,应尽快用流水冲洗至少15分钟,冲洗后皮肤若溃烂出血,眼睛若继续有疼痛、流泪、畏光等症状,应尽快就近就医。

(五) 共享单车的使用

使用共享单车时,建议骑行前对车把手、坐垫等处用消毒湿巾进行清洁擦拭;建议骑行时戴手套,骑行后及时洗手。

（赵康峰　著,应　波　审）

第二十六章 ●●●
手卫生技术指南

　　手是人体接触外界最频繁的部位。在新发呼吸道传染病流行期间,双手不可避免会接触微生物,甚至是致病微生物,还有可能通过握手、接触其他物品的方式,造成传染病的传播。将手卫生与合理使用口罩相结合,可以有效切断传染病的传播途径。本章指南为手卫生产品的选择和洗手方法提供了技术指导。

一、手卫生产品的类型

　　1. 肥皂　主要用来洗手、洗脸、沐浴,去脂能力较强。但是长期使用会削弱手部皮肤脂肪膜的酸碱中和能力且表面容易沾染灰尘和细菌。

　　2. 洗手液　一种清洁手部为主的护肤清洁液,通过以机械摩擦和表面活性剂的作用,配合水流来清除手上的污垢和附着的细菌。去脂能力相对较弱,对皮肤更温和。但价格相对较贵,开封后未及时用完会有微生物生长。

　　3. 手消毒剂　用于手消毒的化学制剂。

二、手卫生产品的选择

　　肥皂和洗手液都具有清洁作用,可按自身需求选购。在选购时,应从正规渠道(如商场、超市等)购买,同时要看产品标志是否齐全(如厂名、厂址、批准文号、生产日期等)。建议外出时,随身携带速干手消毒剂。

三、手卫生方法

　　1. 洗手　在流水下,使双手充分淋湿,取适量洗手液(或肥皂)均匀涂抹至整个手掌、手背、手指和指缝,认真揉搓双手。

具体步骤如下:第一步:手相对,手指并拢,相互揉搓;第二步:手心相对,双手交叉指缝相互揉搓,交换进行;第三步:掌心相对,双手交叉指缝相互揉搓;第四步:弯曲手指使关节在另一手掌心旋转揉搓,交换进行;第五步:右手握住左手大拇指旋转揉搓,交换进行;第六步:将五个手指尖并拢放在另一手掌心旋转揉搓,交换进行。

2. 手消毒剂　用手消毒剂揉搓双手。手消毒剂是专用于手部消毒的产品,每天多次使用是安全的,必须选择有效合法的手消毒剂进行手消毒。手消毒剂的使用频率按实际情况而定,无具体规定。

外出时,应保持手部卫生,尽量减少接触物品的机会,当手部污染时,应及时进行手卫生。如无法洗手,也没有免洗手消毒剂,可用消毒湿巾擦拭双手,待有条件洗手时,及时用洗手液(或肥皂)在流水下洗手。建议外出时,随身携带手消毒剂以备不时之需。

四、干手方式

干手方式主要包括干手机、纸巾、毛巾等。干手机的优点是迅速使双手去湿变干,不需要使用毛巾或纸巾擦干手上水分,防止交叉感染,缺点是有时温度过高会烧伤皮肤。纸巾和毛巾主要擦干手上水分,但是毛巾存在交叉感染的问题。因此洗完手后,在公共场所建议使用干手机或纸巾,同时注意在儿童使用干手机时小心烫伤双手。居家可以使用纸巾或毛巾,但是毛巾需要经常更换、清洗和消毒。

（王　姣　著,潘力军　审）

第二十七章 ●●●

口罩使用技术指南

科学使用口罩对新发呼吸道传染病具有预防作用,不仅能够保护自己,也有益于公众健康。本章指南为新发呼吸道传染病流行期间,口罩的合理选择、佩戴与处置提供了指导。

一、口罩的类型

目前市场上的口罩种类繁多,根据材质和过滤效率不同,主要分为:

1. 棉纱口罩 过滤效率较低,保暖性能较好。由于材质本身不够致密,无法起到预防感染的目的。

2. 一次性使用医用口罩 可用于普通环境下的一次性卫生防护。

3. 医用外科口罩 无纺布材质,过滤效率较棉纱口罩稍高。

4. KN95/N95及以上颗粒物防护口罩或医用防护口罩 过滤效率最高,透气性、舒适性较低,口罩佩戴的时间不宜太长。

二、口罩的选择

口罩应该根据实际使用的需要和所处环境风险不同,依据"充分而不过度"的原则来进行选择,即以科学、适宜为准。

(一)普通公众

1. 在居家、户外、无人员聚集、通风良好的区域不需要佩戴口罩。

2. 处于人员密集场所(如办公、购物、餐厅、会议室、车间等)或乘坐厢式电梯、公共交通工具等时,建议中、低风险地区的人员随身备用一次性使用医用口罩或医用外科口罩,在与他人近距离接触时戴口罩;建议高风险地区人员

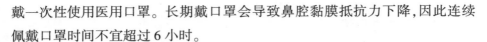

戴一次性使用医用口罩。长期戴口罩会导致鼻腔黏膜抵抗力下降,因此连续佩戴口罩时间不宜超过 6 小时。

3. 具有咳嗽、打喷嚏等感冒症状者及与居家隔离、出院康复人员共同生活的人员建议戴一次性使用医用口罩或医用外科口罩。

(二)重点人群

重点人群包括新发呼吸道传染病疑似病例、确诊病例、无症状感染者和密切接触者、有其他心肺系统疾病的人员。建议重点人群佩戴医用外科口罩或无呼气阀符合 KN95/N95 及以上级别的防护口罩。

某些患心肺系统疾病(如心绞痛、明显的心律不齐、中度或重度肺脏疾病等)的人员,防护口罩的呼吸阻力可能会对他们的病情不利,佩戴前应向专业医师咨询,并在专业医师的指导下选择合适的口罩。

(三)特定场所人员

1. 公共交通司乘人员、出租车司机、环卫工人等人员密集场所的公共场所服务人员及社区和单位进出口的工作人员在岗期间必须佩戴口罩。在中、低风险地区,工作人员佩戴一次性使用医用口罩或医用外科口罩。在高风险地区,工作人员佩戴医用外科口罩或符合 KN95/N95 及以上级别的防护口罩。

2. 在监狱、福利院、宿舍、教室等相对密闭且人员密集的场所。建议中、低风险地区的人员随身备用一次性使用医用口罩或医用外科口罩,在人员聚集或与其他人近距离接触时佩戴口罩;建议高风险地区人员佩戴医用外科口罩或符合 KN95/N95 及以上级别的防护口罩,其他人员佩戴一次性使用医用口罩。

(四)职业暴露人员

1. 建议普通门诊、病房等医务人员,低风险地区医疗机构急诊医务人员,从事疫情防控相关工作的行政管理人员、警察、保安、保洁等佩戴医用外科口罩。

2. 建议在新发呼吸道传染病确诊病例、疑似病例患者的病房、ICU 工作的人员,医疗机构发热门诊的医务人员,中、高风险地区医疗机构急诊科的医务人员,流行病学调查、实验室检测、环境消毒人员,转运确诊和疑似病例的人员佩戴医用防护口罩。

三、口罩的佩戴

佩戴过程中避免用手触摸口罩内外侧,应通过摘取两端线绳脱去口罩。一次性使用医用口罩和医用外科口罩累计使用时间不应超过 8 小时,职业暴露人员不应超过 4 小时。

(一) 一次性使用医用口罩和医用外科口罩

1. 鼻夹侧朝上,深色面朝外(或褶皱朝下)。

2. 上下拉开褶皱,使口罩覆盖口、鼻、下颌。

3. 将双手指尖沿着鼻梁金属条,由中间至两边,慢慢向内按压,直至紧贴鼻梁。

4. 适当调整口罩,使口罩周边充分贴合面部。

(二) KN95/N95 及以上颗粒物防护口罩或医用防护口罩

1. 先将头带每隔 2~4cm 处拉松,将手穿过口罩头带,凸面朝外。

2. 戴上口罩并紧贴面部,将上端头带拉上,放于头后,将下端头带拉过头部,置于头后,并调校口罩至舒适位置。

3. 将双手指尖沿着鼻梁金属条,由中间至两边,慢慢向内按压,直至紧贴鼻梁。

(三) 口罩的测试

口罩佩戴后,将双手尽量遮盖口罩并进行正压和负压测试。

1. 正压测试　以双手遮住口罩,大力呼气。如空气从口罩边缘溢出,则佩戴不当,须再次调校头带及鼻梁金属条。

2. 负压测试　以双手遮住口罩,大力吸气。如空气从口罩边缘进入,则佩戴不当,须再次调校头带及鼻梁金属条。

四、口罩的处置

将口罩对折,口鼻接触面朝外。继续对折两次后扎捆成型,投进垃圾袋等。丢弃口罩后,需要做好手卫生。

（王　姣　著,潘力军　审）